박언휘 내과 의사가 들려주는 건강백과

청춘과 치매

박언휘 내과 의사가 들려주는 건강백과

청춘과 치매

박언휘

붉그루

머리말

현대인들은 각기 다른 생활 모습으로 다른 가치관과 다른 생각을 가지고 살아간다. 다만 한가지 공통점이 있다면 모두 인생의 궁극적인 목적으로는 '행복'을 원하고 있다는 점이다. 사람들의 가장 큰 관심사인 행복은 그만큼 많은 곳에서 행복에 대한 이야기가 다루어지고 있다.

사람들에게 왜! 세상을 사느냐고 묻는 다면 모든 사람들은 그것은 행복을 찾기 위해서 일 것이다. 사람이라면 누구나 행복한 삶을 원할 것이다. 그럼, 과연 어떻게 사는 것이 행복하게 사는 것일까?

행복을 사전에서 찾아보면 '생활에서 충분한 만족과 기쁨을 느끼어 흐뭇함'이라고 되어 있다. 행복은 만족이나 기쁨을 나타내는 심리 상태를 뜻한다. 따라서 행복이라는 것은 구체적인 것이 아니라 형이상학적인 것이기 때문에 사람들은 행복하게 살고 싶다고 말하면서도 각자가 원하는 행복의 형태는 다르다.

행복은 인간의 정서적인 측면에서 오는 것이라 오늘날 우리가 제각기 느끼는 행복은 근대 이후에 일반화된 주관적 감정이라고 보는 것이 타당하다. 달리 말해 개개인이 자신의 삶의 경험과 일상생활에서 행복감을 찾으려는 경향은 인간 본능의 표현이라 할 수 있다. 따라서 행복의 정확한 의미를 알기 위해서는 인간의 감성구조를 철학 및 심리학적으로 이해할 수 있어야 한다.

행복에 대한 관심은 인류 역사의 시작부터 시작하여 인류가 멸망하기까지 최고의 목표가 될 수밖에 없을 것이다. 그를 반영이라도 하듯이 수많은 책에서도 꼭 행복을 다루고 있으며, 인터넷에서 쉽게 찾을 수 있을 정도로 관심이 많은 것이다.

그러나 수없이 다루어지는 행복이라는 단어에 대한 정의도 사람마다 다르게 보기도 하고, 행복해지기 위해서 어떻게 해야 하느냐에 대해서는 가치관에 따라 천차만별하다. 왜 이런 일이 생기는 가를 분석해보면 '행복'이라는 단어 자체가 눈으로 확인할 수 있는 실체를 갖지 않는 형이상학적인 감성적인 단어이어서 사람마다 다 다르게 받아들이고 있기 때문이다.

행복은 인간 누구에게나 바람직한 것이고, 추구할 만한 가치가 있으며, 궁극 목적인 까닭에 인간은 행복의 본질과 가치를 추구하고 탐구하기 위해 지금까지 노력해 왔다고 해도 과언이 아니다. 현대는 과거에 비해 기술문명이 발달하고 물질적인 풍요를 누리고 있지만 그럼에도 불구하고 행복에 대한 관심은 여전히 높다.

현대의 행복 개념은 소크라테스, 플라톤, 아리스토텔레스와 같은 사상가의 영향을 받아 왔다고 생각한다. 고대 그리스의 철학자 소크라테스와 플라톤, 그리고 아리스토텔레스는 인간이 추구해야 할 궁극 목적을 행복으로 여겼다. 그리고 그 목적을 달성하기 위해서 도덕성이 요구되었다. 일반적으로 많은 사람들은 행복을 성취감 또는 만족감으로 이해하고 있다. 인간의 자유는 행복을 추구하기 위해서 존재하는 것이기 때문이다.

현대사회는 의료기술의 발달로 인하여 평균수명이 지속적으로 증가하여 현재는 여자 88세 남자 82세지만 앞으로는 평균수명 100세 시대를 살게 될 것이다. 의학자들은 사람의 수명은 100세를 넘기 어렵지만 100세를 넘기면 120세까지 살 것으로 예측하고 있다. 따라서 지금까지 인생의 황금기를 40대로 보았으나 지금은 60대로 급격하게 높아졌다. 이러한 변화는 이제 행복의 유효기간도 길어져야 한다는 것을 의미한다.

이 책은 행복한 삶을 살고자 하는 사람들을 위해 집필되었다. 부디 이 책을 통해서 모든 사람들이 행복한 인생이 되길 간절히 바라본다.

박연휘

목차

4장
불편한 손님 치매

1장
모든 것은
마음에서 시작된다

1

내가 늙는다고?

노인이란 '나이가 들어 늙은 사람', '늙은이'라는 뜻이다. 노인(老人)의 사전적 의미는 육체적으로 늙어간다는 의미를 가지고 있다. '老'는 '땅 위에 지팡이를 짚고 다니는 늙은 사람'을 형상화한 것이다.

1951년에 미국에서 개최된 제2회 국제노년학회의에서 노인에 대해 내린 정의를 보면 '인간의 노화 과정에서 나타나는 생리적·심리적·환경적 변화 및 행동의 변화가 복합적으로 상호작용하는 과정에 있는 사람'이라고 하였다. 아울러 다른 측면에서 자체 조직에 결손을 가진 사람, 통합 능력이 감퇴 되어가는 시기에 있는 사람, 생활체의 기관이나 조직, 기능의 쇠퇴 현상이 일어나는 시기에 있는 사람, 적응성에서 정신적으로 결손 되어가는 사람, 조직 및 기능 저장의 소모로 인해 적응 감퇴 현상이 있는 사람이라고 하였다.

일상적으로 흔히 사용되고 있는 용어지만 그 개념을 명확하게 정의하기가 쉽지 않다. 노인은 글자처럼 육체적인 노화와 함께 사회적·정서적으로도 큰 변화를 겪는다. 사회적으로는 환경에 대한 적응능력이 떨어지고, 경제 활동도 현저히 줄어든다. 정서적으로는 불안과 우울, 그리고 슬픔을 자주 느끼게 되는 시기이다.

|1| 노인과 관련된 용어

우리나라 노인복지법에서는 65세 이상을 노인이라 하며, 국민연금법에서는 60세 이상을 노인이라고 한다. 예전부터 우리는 나이가 들어감에 따라 회갑(61), 고희(70), 희수(77), 율수(80), 미수(88), 졸수(90), 백수(99) 등으로 부르기도 하지만, 노인을 총칭하는 말은 노인, 실버 또는 시니어라고 한다. 시니어는 50세 이상을 말하며, 실버는 65세 이상을 말한다.

그러나 노인이나 실버라는 말이 요즘에 와서는 공경의 의미보다는 부정적 의미가 있어 최근에는 '어르신'이라는 용어로 대체되고 있다. 그러나 어르신은 여성 노인에게는 약간 어색한 느낌이다. 또한 자신의 부모와 같다는 의미에서 어머님, 아버님이라고 표현하기도 하고 할머님, 할아버님이라고 호칭하기도 한다. 자기가 존경할 만큼 점잖거나 나이가 많은 남녀를 부를 때는 '선생님'으로 부르기도 한다. 예전에는 존경의 의미를 담고 있는 '아주 큰 아버지와 같은 존재'라는 의미를 지닌 '한아비'라는 용어가 사용되기도 하였다. 요즘처럼 노인들의 수명이 연장되고 역할이 달라짐에 따라 명칭에 대해서도 변화가 요구되고 있다.

|2| 노인의 구분

서양에서는 노인을 늙은 사람(Older Person), 나이 든 사람(the Aged), 연장자(the Elderly) 등으로 부르는 대신 '원로시민(Senior Citizen)', '황금 연령층(Golden Age)' 등으로 높여서 부른다.

프랑스에서는 '제3세대층', 스위스에서는 '빨간 스웨터', 유럽에서는 50세 전후부터 75세까지의 생애관점에서 새로운 중년기라고 하는 뜻으로 '서드 에이지(Third Age)'라고도 부른다.

또한 중국에서는 50대를 숙년(熟年), 60대를 장년(長年), 70대 이상을 존년(尊年)이라고 부르기도 한다. 가까운 일본에서는 노인들이 흰 머리카락이 많은 것을 비유하여 '실버'라는 말을 사용하여 우리나라에도 큰 영향을 주었다. 다르게는 '노년'으로 불리기도 하며, 노령 인구의 사회적 공헌에 대한 감사를 내포한 '고년자(高年者)'라는 단어를 사용하고 있기도 하다.

미국 시카고 대학의 심리학 교수인 버니스 뉴가튼(Bernice Neugarten)은 노인 세대를 나이에 따라 나누어 55세 정년을 기점으로 65세까지를 연소 노인(Young old), 65세부터 75세까지를 중고령 노인(Middle old), 85세 이상을 올디스트(Oldest)로 구분하였다.

표 1·1 노인의 구분

구분	나이	특징
연소 노인 (young old)	55~65세	직업적, 사회적 성취가 최고 수준
중고령 노인 (middle old)	65~75세	대부분 퇴직한 상태지만 대부분 심각한 노화 상태는 아님
올디스트 (Oldest)	85세 이상	신체적 노화가 진전되어 병약하고 의존 상태임

|3| 나이에 따른 구분

일반적으로 노화 시기를 규정하는 노인의 구분 기준은 연령에 따른 신체적 나이이다. 신체적 나이는 법률, 행정절차, 관습의 기준으로 모든 사람에게 똑같이 적용되는 객관적 나이이다. 노화 시기는 사회적으로 규정한 객관적인 연령 기준과 별도로 생물학적 나이, 심리적 나이, 사회적 나이, 주관적 나이, 기능적 나이도 고려해야 한다.

생물학적 나이는 개인의 생물학적, 생리적 발달 및 성숙수준과 신체적 건강수준을 나타내는 나이를 말한다. 그런데 신체적 나이는 적은데 생물학적 나이가 많은 경우도 있다. 예를 들면 신체적 나이는 50세인데, 건강관리가 제대로 안 되어 있다면 생물학적 나이는 60세가 될 수도 있다. 반대로 신체적 나이는 많지만 건강관리를 잘해서 생물학적 나이는 더 적을 수도 있다.

심리적 나이는 경험에 근거한 심리적 성숙과 적응수준을 나타내는 나이를 말한다. 신체적 나이는 적은데 기억, 학습, 지능, 신체적 동작, 동기와 정서 등과 같은 심리학적 요인의 경험이 많으면 나이가 많이 먹은 것처럼 인식하는 경우를 말한다. 예를 들면 신체적 나이는 50세인데, 경험에 근거한 심리적 성숙과 적응수준이 높으면 심리적 나이는 60세가 된 것처럼 생각할 수도 있다.

사회적 나이는 하나의 규범으로 정한 나이로 사회적 나이에 따라 사회적 지위가 결정되고 역할에 대한 기대감이 각각 다르게 형성된다. 사회적으로 노인의 범주에 속하더라도, 자신이 생각하기에 노인이 아닐 수 있기 때문이다.

주관적 나이는 신체적, 생물학적, 심리적, 사회적 나이에 관계없이 자신이 스스로 느끼는 나이를 말한다. 주관적 나이는 자신의 연령을 어떻게 정의하는가, 자신을 어떻게 느끼는지, 어떻게 보고 묘사하는지를 반영하는 나이로 자신이 스스로 보는 태도뿐만 아니라, 타인이 자신을 보는 태도까지 반영한 나이다. 예를 들어 60세의 신체적 나이에 자신을 50세라고 생각하면 그것이 주관적 나이다.

기능적 나이는 개인의 신체적, 심리적, 사회적 기능 등의 정도에 따라 노인을 규정하는 나이를 말한다. 예를 들면 신체적 나이는 50세인데, 신체적, 심리적, 사회적 기능이 떨어져 기능적 나이는 60세가 된 것을 말한다.

결국 노화의 나이는 신체적 나이로 객관적으로 정의할 수도 있지만, 생물학적 나이, 심리적 나이, 사회적 나이, 주관적 나이, 기능적 나이에 의한 다양한 편차에 따라 각 개인은 노화라는 인식을 다르게 받아들일 수 있기 때문에 객관적인 지표와 함께 주관적인 노화 인식에 대한 이해도 함께 이뤄져야 한다.

한국보건사회연구원이 2013년에 발간한 '노후준비 지원정책의 필요성과 방향' 보고서에 따르면, 주관적인 노화 시기는 50세에서 95세까지 다양하게 분포되었고, 노화가 시작되는 시기를 평균 67.6세로 나타났다.

표 1·2 나이에 따른 구분 → p016

표 1·2 나이에 따른 구분

구분	특징
신체적 나이	· 달력에 따른 나이 · 법률, 행정절차, 관습의 기준으로 모든 사람에게 똑같이 적용
생물학적 나이	· 개인의 생물학적, 생리적 발달과 성숙의 수준과 신체적 건강수준을 나타내는 나이 · 신체적 활력을 나타내는 지표 · 폐활량, 혈압, 신진대사, 근육의 유연성 등
심리적 나이	· 경험에 근거한 심리적 성숙과 적응수준을 나타내는 나이 · 기억, 학습, 지능, 신체적 동작, 동기와 정서, 성격과 적성 특성 등 여러 가지 심리학적인 측면에서의 성숙수준 함께 고려
사회적 나이	· 하나의 규범으로 정한 나이 · 교육연령, 결혼 및 출산적령기, 취업연령, 은퇴연령, 자녀결혼, 손주 출생 등 · 사회적 나이에 따라 사회적 지위가 결정되고 역할에 대한 기대감이 각각 다르게 형성
주관적 나이	· 신체적, 생물학적, 심리적, 사회적 나이에 관계없이 자신이 스스로 느끼는 나이
기능적 나이	· 개인의 신체적, 심리적, 사회적 기능 등의 정도에 따라 노인을 규정하는 나이 · 신체적, 심리적, 사회적 영역 등에서 특정 업무를 적절히 수행할 수 없는 경우를 노인으로 정의

2
마음 먹기에 따라 달라지는
노화의 속도

노화란 모든 생물에게 자연스럽게 나타나는 현상으로 나이가 들면서 신체의 구조와 기능이 점진적으로 저하되고 질병과 사망에 대한 감수성이 급격히 증가하면서 쇠약해지는 과정을 말한다. 즉 노화는 나이가 들면서 나타나는 신체 구조, 기능상의 변화, 적응, 행동의 변화 등의 규칙적인 변화를 말한다.

인간은 태어나서 일정한 기간인 청소년기까지만 신체의 성장과 발달이 이루어지고, 그 이후 나이가 들수록 신체의 기능이 쇠퇴한다고 생각하여 노화를 부정적으로 생각하였다. 따라서 늙는다는 것을 인정하기 어려워했다. 그래서 사람들은 스스로 늙었다는 것을 자각하게 되면 자신의 인생에서 더 이상의 희망은 없고, 사회에서 물러나

야 한다는 불행으로 인식하였다. 사실 노화 방지에 관심이 증가하는 것도 노화가 부정적이라는 전제에서 출발한 것이다. 노화가 나쁘다는 가치관을 갖고 있는 한 노화는 사람에게 고통을 줄 수밖에 없다.

일반적으로 사람은 50세를 전후하여 신체적으로 노화가 나타나고 있다고 자각하기 시작한다. 그러다 60세가 넘으면 이제는 최상일 때보다 월등히 나빠진 신체로 인하여 자신의 노화를 실감하게 된다. 이러한 늙음에 대한 자각은 신체적인 나이에 충실한 사람들이나 부정적인 생각을 가진 사람들일수록 일찍 느끼고, 건강관리를 열심히 해온 사람이나 긍정적인 생각을 갖는 사람들일수록 늦게 느낀다. 하지만 결국은 정도의 차이가 있을 뿐, 노화를 느낄 수밖에 없게 된다.

문제는 노화를 자각하게 되면 자신감이 사라지고, 현실에 안주하려는 성향이 강해지며, 심하면 우울증에 빠지게도 된다. 따라서 사람들은 대부분 노화를 현실로 받아들이려고 하지 않는 심리적 저항을 가지고 있다. 신체적 연령이 비슷함에도 불구하고 늙음을 자각하는 시기가 사람에 따라 다른 이유는 인생의 오랜 시기 동안의 경험, 습관과 운동량, 가정에서의 유전적 이력, 사고의 크기와 종류 및 횟수, 직업과 생활수준, 교육과 학습 경험, 심리적 저항 등에 따라 차이가 있다.

직업상으로 보면 기술 변화 속도가 빠른 공학이나 첨단 과학 분야에 종사하는 과학자나 공학자들은 세상의 변화와 함께 스스로 늙었다는 자각이 빠른 편이다. 그러나 깊은 사유와 경험을 필요로 하는 사회학, 인문학, 철학 분야에 종사하는 사람들은 자각이 늦은 편이다.

경제적으로는 나이가 들어도 여유 있는 경제력을 가지고 있는 사람들은 늙었다는 자각이 늦지만, 경제적으로 어려운 사람들은 늙었다는 자각이 빠른 편이다. 또한 가정적으로도 행복한 사람들은 늙었다는 자각이 늦지만, 가정적으로 불행한 사람들은 늙었다는 자각이 빠른 편이다. 한편 건강한 사람들은 늙었다는 자각이 늦지만, 건강이 나쁜 사람들이나 질병에 걸린 사람들일수록 늙었다는 자각이 빠른 편이다.

심리적으로는 심리적 저항이 강한 사람들은 늙었다는 자각이 늦지만, 심리적 저항이 약한 사람들일수록 늙었다는 자각이 빠른 편이다. 자신은 스스로 젊었다고 표현은 하지만 남들에 의해서 자신이 늙었다는 말을 듣게 되면 자신감을 급격하게 상실하게 되거나 우울증에 빠지게 된다. 따라서 주변에서 늙었다는 자각이 들지 않도록 정신적으로 배려를 해주어야 하며, 언어적으로도 주의를 기울여야 한다.

늙음을 자각하면서 자신감 상실과 함께 우울증이 찾아오는 것을 막기 위해서는 노화를 성공적으로 맞이해야 한다. 성공적 노화는 개인과 환경의 상호작용에 의해 결정된다.

비록 심각한 질병이 있더라도 죽음의 문 앞에서 그것을 어떻게 받아들이냐에 따라 의연하게 노화에 대처할 수 있다. 그러므로 성공적인 노화는 젊음을 잘 유지하는 것이 아니라 전 생애를 통틀어 그 변화를 수용하는 것이다. 삶의 과정에서 변화에 적응하기 위해 개인적, 사회적 자원을 활용하여 발달시켜 나아가는 것이라고 볼 수 있다.

성공적으로 노화를 받아들이기 위해서는 일상적인 활동에서 즐거움이 유지되어야 하며, 인생의 의미와 책임, 목표 성취, 긍정적 자기 이미지와 자기 가치의 인식, 긍정적 태도와 분위기 유지가 매우 중요하다.

또한 노화에 대한 인식을 퇴보라고 생각하기보다는 전 생애 발달의 관점에서 인간이 수태에서 사망에 이르기까지 생애 전 기간에 걸쳐 발달하고 변화한다는 새로운 시각의 전환을 가져야 한다. 노년기의 생애 발달과업은 마침표를 찍는 데 있는 것이 아니라 완성을 위한 진행 과정이라고 받아들이는 것이다.

3
건강을 위협하는 요인

사람은 같은 나이임에도 불구하고 외형적으로 누구는 젊어 보이기도 하고, 누구는 나이가 더 들어 보이기도 한다. 뿐만 아니라 신체적 나이보다 기능적 나이가 젊기도 하고, 늙기도 한다. 이러한 이유는 일상생활의 차이 때문이라고 할 수 있다.

일상생활에서 노화를 촉진하는 요인들을 자주 경험할수록 신체적 나이나 기능적 나이가 많이 들며, 노화를 촉진하는 요인들을 멀리할수록 신체적 나이나 기능적 나이가 적을 수밖에 없다.

노화를 촉진하는 요인들을 보면 다음과 같다.

|1| 담배

담배를 피우면 담배가 연소하면서 노화의 원인이 되는 활성산소가 만들어지고 이를 들이마시게 된다. 활성산소는 우리 몸에 들어오면 항산화제를 파괴시키고 노화를 촉진한다.

뿐만 아니라 담배를 피우면 담배가 가지고 있는 나쁜 성분들이 들어와 호흡기 질환이나 심혈관계 질환에 걸릴 위험성이 높아지며, 성기능 장애, 뇌혈관의 혈액량 감소, 뇌의 노화, 피부 노화, 수면 장애, 면역기능의 저하로 인해 결국 수명을 단축시킨다.

|2| 알코올

음주는 적당히 하면 노화를 지연시키고 수명을 연장시키지만, 과음은 활성산소가 만들어지는 동시에 항산화 비타민과 미네랄의 흡수와 이용을 방해하기 때문에 노화를 촉진한다.

뿐만 아니라 알코올 성분이 혈관을 파괴하여 체내의 수분을 빼앗아 피부를 건조하게 만들며, 남성의 성기능 장애, 여성호르몬 대사에 영향을 주고 뇌세포 파괴, 체내 칼슘 저하, 뼈의 노화, 영양 결핍이나 남성호르몬 감소로 근육을 노화시킨다.

|3| 스트레스

옛말에 "기가 막혀 죽겠네"라는 말이 있다. 이 말은 바로 스트레스를 받아서 죽겠다는 말과 같은 의미이다. 스트레스는 걱정, 근심이나 일에 대한 불만족 또는 지나친 과로 등으로 생겨나는 것으로 알고 있지만 실제로는 기분 좋은 흥분이나 행복감까지를 포함하는 인간 생활환경 변화에서 일어나는 모든 행동적, 신체적 변화를 일컫는다.

실제로 스트레스를 받게 되면 면역계, 내분비계, 심혈관계에 나쁜 영향을 미쳐 질병을 일으키고 노화를 촉진시킨다. 뿐만 아니라 만성 스트레스는 암, 심장병, 뇌졸중, 위염, 위궤양의 위험인자인 동시에 심근경색으로 인한 돌연사의 원인이 되기도 한다. 결국 스트레스를 받으면 기가 막히고 죽음에 이르게 된다는 말이다. 또한 스트레스는 다양한 방식으로 노화를 촉진하는데, 스트레스를 잘 관리하는 사람은 그렇지 못한 사람보다 생물학적 연령이 젊은 것으로 많은 연구에서 나타났다.

|4| 복부 비만

복부 비만에는 내장 비만형과 피하지방형 비만이 있다. 내장 비만형은 내장 내에 지방이 축적되는 비만을 말하며, 피하지방형 비만은 피부 바로 밑에 지방이 축적되는 비만을 말한다.

내장 비만과 피하지방형 비만은 따로 나타나기도 하고 같이 나타나기도 한다. 내장 비만형과 피하지방형 비만을 측정하기 위해서는 컴퓨터 단층 촬영을 하면 쉽게 구별할 수 있다.

복부 비만은 당뇨병, 순환계, 심장질환과 같은 성인병 유발 가능성이 클 뿐만 아니라, 당뇨병, 고지혈증, 고혈압, 지방간, 통풍, 퇴행성 관절염, 체력 저하, 자신감 상실과 우울증도 걸리기 쉽다. 이런 성인병들은 결국 노화를 촉진하고 수명을 단축시킨다.

습관적인 걷기, 수영, 자전거 타기, 계단 오르기 등 쉽게 할 수 있는 유산소 운동은 신진대사를 원활하게 하여 표준 체중을 유지하게 해주며, 면역기능을 높여주는 역할을 한다.

|5| 과식

현대에는 식원병(食原病)이라 하여 모든 병의 원인이 먹는 음식에 있다고 본다. 다시 말하면 한평생 식생활이 제대로 이루어지지 못한 탓에 먹고 있는 식품 중 어떤 성분이 원인이 되어 생긴 병이라는 뜻이다. 이제 세계적인 현대 과학의 석학들도 대부분의 질병의 원인이 음식으로 인한 영향이 크다는 데 입을 모은다.

실제로 우리나라에서 가장 많이 팔리는 약은 소화제이며, 병원을 찾는 환자의 60%가 위장병 환자라는 사실은 이젠 놀랄 일도 아니다. 이처럼 우리나라 사람들이 다른 나라에 비하여 위장병 환자가 많은 이유는 무엇일까? 그것은 바로 우리나라 사람들의 과식하는 식습관에서 기인한다. 먹거리가 풍요해짐에 따라 그동안 먹지 못한 한풀이라도 하듯이 우리는 너무 먹어대고 있다. 그러다 보니 우리 몸이 한계를 벗어나 비만이 되기도 하고, 위장병에 걸리기도 하는 것이다.

우리 속담에 "과식은 소식만 못하다"라고 한 것도 많이 먹는 것보다는 적게 먹는 것이 좋다는 것을 강조하고 있다. "허약한 사람을 기운 나게 한다고 기름진 음식을 무리하게 먹이면 도리어 더 약해진다"라고 해서 건강하게 살기 위해서는 기름진 음식을 먹지 말라고도 강조하고 있다. 영국에서는 "먹지 못해 굶어 죽는 사람보다 너무 먹어서 죽는 사람이 더 많다"라고 하여 많이 먹는 것이 모든 병의 근본적 원인이라고 보았다.

한평생 하루 세 끼씩 거르지 않고 먹어야 하는 것이 음식이기 때문에 음식이 바르지 못하면 모든 병이 생긴다는 말이다.

④
만병의 근원 스트레스

일반적으로 스트레스란 개념을 잘 알고 있는듯 하면서도 단순하고 막연하게 생각하고 있는 경우가 많다. 단지 스트레스를 정신적인 압박감이나 긴장 등이 오면 그것을 스트레스라고 표현하여 "스트레스를 받는다"라고 표현하는 경우가 많다.

원래 스트레스의 어원에 대해서 알아보면 라틴어인 스트린제레(stringere)에서 유래된 용어이다. 그것을 우리가 사용하고 있는 스트레스라는 말로 사용하게 된 계기는 캐나다의 내분비학자 H.셀리에(Hans Selye)박사가 처음으로 사람들이 평상시와 다르게 신체적 심리적으로 해로운 인자나 자극을 받는 현상을 보고 붙인 것이다. 여기서 해로운 인자나 자극을 스트레서(stressor)라 하고, 이때의 긴장상태를 스트레스라고 부른다. 즉 스트레스는 외부에서 오는 것이 아니라 내부에서 방어할 때 생기는 것이 바로 스트레스다.

그러나 엄밀하게 보면 스트레스는 사회생활 속에서 이루어지는 다양한 관계와 업무에 대하여 느껴지는 심리적 육체적 요구에 대한 개인의 적응 반응이다. 즉 스트레스는 자신이 지각한 위협에 대처하기 위한 자신의 신체적 정신적 긴장이므로 스트레스는 받는 것이 아니라 스스로 만든 것이기도 하다.

원시시대만 해도 인류에게 있어서는 먹고, 자고, 생존하는 것 이외에는 스트레스가 생길 수 없었다. 그러나 농업혁명 결과 정착하게 됨에 따라 주거문제와 직업이라는 것이 생겨나면서 스트레스가 생겨났다. 세상이 단순할 때는 스트레스가 생길 역학 구조가 없었기 때문에 큰 스트레스를 받지 않았으며, 있다고 해도 사회적으로 큰 문제가 되지도 않았다. 그러나 세상이 점점 복잡해지면서 직업적, 인간적, 지위와 역할 간에 있어서 단지 존재와 생존을 위해서 스트레스가 증가하고 있다.

스트레스의 증가만이 문제가 아니라 그 증상과 결과가 심각한 사회문제를 일으키고 있다. 실제로 스트레스에 걸려 외형적으로 나타난 증상들이 있기는 했지만 구체적으로 증명하기는 어려웠다. 그래서 많은 연구에서 스트레스의 실체와 그 해악을 검증하려는 노력을 하였다. 그 결과 20세기 들어서서 스트레스는 정신신체 의학에 관심이 쏟아지면서 질병이나 정신 질환의 원인으로 간주하기 시작하였다.

사람에게 스트레스가 생겨났는가를 따진다면 그것은 인류의 시작과 함께였다고 할 수 있다. 인류의 역사를 진화론적으로 해석해 보면 인류의 시작은 원래 6억 년 전 선캄브리아대 후기의 해면동물로부터 시작하였다. 해면동물이 진화를 시작하여 척추동물이 되어 어류가 되었고, 데본기에는 양서류가, 그리고 이첩기(페름기)에는 파충류와 짐승형 파충류가 생겨났다. 짐승형 파충류가 포유류의 조상이며 포유류는 진화를 하여 5백만 년 전에 인류의 조상인 유인원이 생겨났다. 350만 년 전에는 사람과 비슷하게 생긴 오스트랄로피테쿠스가 생겨났다. 그 다음은 호모 하빌리스, 호모 에르가스터, 호모 에렉투스, 호모 네안데르탈렌시스, 마지막으로 불과 1만 년 전에 현 인류와 가장 닮은 호모 사피엔스가 출현하면서 인류의 역사는 시작되었다.

이처럼 인류가 원생동물에서 출발하여 종의 진화와 어류가 물속에서 지상으로 나오게 하는 발전 과정을 보면 자연환경으로부터 자신을 지키거나 나아지려는 스트레스로부터 시작하였다고 할 수 있다.

미국 하버드대학교의 에드워드 윌슨(Edward Wilson)교수는 우리가 스트레스를 받게 되는 근본적인 이유를 인간의 원초적 태생과 역사로부터 기인한다고 하였다. 인류학자와 고생물학자들에 의하면 인간은 약 5백만 년 전 동아프리카의 사바나 숲에서 탄생하여 숲과 더불어 살아왔다. 그런 인간이 숲에서 나와 사회생활을 하게 된 것이 불과 5천 년도 안되었고 오늘날과 같은 도시생활을 하게 된 것은 전체 인간의 역사로 볼 때 얼마 되지 않은 일이라 도시 생활에 적응하려다 보니 스트레스가 생긴다고 하였다.

실제로 인간의 정신과 육체는 아직도 숲과의 조화로운 교류를 하던 생활에 맞도록 되어있는데 도시에서 살기 때문이라고 한다. 인간은 오랜 역사를 통해 숲에서 생활해 왔고 숲 생활에 알맞은 생리적·심리적 코드를 지니고 있기 때문에 그 반대의 환경인 도시생활은 우리에게 육체적 심리적인 부담을 준다는 것이다.

인류학자나 고생물학자의 말을 빌리지 않아도 원시시대에 들어서는 추위라는 스트레스로부터 지키기 위하여 옷을 만들어 입게 되었고, 배고픔을 채워야 한다는 스트레스로 인하여 사냥을 하게 되고, 머물고 싶은 욕구로 인해서 머무르는 경작이라는 제도가 만들어 진 것이다. 생산량을 증가시키기 위한 스트레스는 결국 도구를 발전시키는 역할을 수행하여 구석기, 신석기, 청동기 시대로의 변화를 촉진시켰다는 것을 알 수 있다.

경작이 이루어지면서 인간은 한곳에 머무르게 되고 가족 이외의 집단생활이 본격적으로 시작되었으며 이로 인해 인간관계나 계급에 의한 스트레스가 생겨나기 시작하였다. 그러다 사람의 스트레스가 더욱 증가하기 시작한 것은 직업이 다양해지는 산업혁명 이후부터 다양한 직업에 종사하기 위하여 나름대로의 적응능력을 키우는 스트레스가 증가하기 시작하였다. 그러나 산업혁명 이후에도 직업의 전환으로 인한 스트레스는 그리 크지 않았다. 직업의 종류가 그리 많았던 것도 아니고, 한번 직업이 영원한 평생직장이 되었기 때문이다.

스트레스는 사람에 따라서 똑 같은 사안이라고 하더라도 이를 받아들이는 사람에 따라서 스트레스를 느끼는 인식정도나 스트레스의 강도가 다르다. 사람에 따라 스트레스에 대한 인식의 차이는 직장에서 상사가 주는 근무에 대한 압력에 대해서 어떤 이는 스트레스라고 느끼는 일인데도 어떤 이는 스트레스라고 전혀 느끼지 않는 것이다.

사람에 따라 스트레스에 대한 강도의 차이는 어떤 이는 스트레스가 찾아오면 적당한 흥분으로 받아 들여 일의 능률을 가져오기도 한다. 그러나 어떤 이는 남들이 보면 아무 것도 아닌 것을 가지고도 나쁜 스트레스라고 생각하여 우울하고 힘들어 하기도 하고, 사람에 따라서는 매우 고통스러운 생활을 살아가기도 한다. 예로써 자신이 느끼는 불안이나 긴장이 자신을 한 단계 업그레이드 할 수 있는 기회로 생각하고 긍정적으로 풀어가는 사람이 있는가 하면 반대로 그것에 짓눌려서 좌절하고 부정적인 방법으로 회피하려는 사람이 있다.

결국 스트레스는 외부의 영향보다는 그것을 어떻게 받아들이는가에 따라 스트레스가 독이 되기도 하고 약이 되기도 한다. 즉 스트레스에 반응하는 태도 여하에 따라서 부정적으로 반응하면 해롭기도 하고, 긍정적으로 반응하면 이롭기도 하다는 것이다. 따라서 스트레스에 대한 부정적인 생각부터 없애는 것이 좋다. 우리가 스트레스를 느끼고 이에 반응하는 것은 곧 우리가 스트레스를 관리하고 다스릴 수 있는 힘이 있음을 의미한다.

그러나 긍정적으로 스트레스를 받아들이던 사람도 외부의 자극에 대해 자신이 감당할 능력이 약화되거나, 이러한 상태에 장기간 반복적으로 노출되면 스트레스는 만성화되어 정서적으로 불안과 갈등을 일으키고, 자율신경계의 지속적인 긴장을 초래하여 정신적·신체적인 기능장애나 질병을 유발시킨다. 특히 노이로제 또는 심신장애의 병적인 증상이 진행하거나 악화되어 온갖 장애와 만성질환에 걸리게 된다.

또한 스트레스는 어느 한 시기에만 나타나는 것이 아니라 인간의 전생애에 걸쳐 나타난다. 특히 중년기에는 심장병, 위궤양, 고혈압, 당뇨병 등 성인병의 원인으로 작용하고, 노년기에는 신경증, 심신증 등을 초래해서 우울하게 만든다. 따라서 누구든지 스트레스를 피해서 살 수 없으므로, 평생 스트레스의 도전을 받을 각오를 하고 이에 따라 스트레스를 이겨내고 다스리기 위해서는 적당히 스트레스에 익숙해지도록 노력해야 하고 스트레스를 즐겁게 받아들이려는 마음가짐이 중요하다.

사람에게 있어 스트레스가 병적으로 심각한 증상을 나타나게 된 것은 바로 정보화 사회로의 사회적인 변화라고 할 수 있다. 정보화 사회로의 변화로 인하여 우리의 삶은 지나치게 빠르게 변화하는 삶에 적응하도록 요구를 받고 있으며, 직업은 수도 없이 새로 생기고 없어지므로 인하여 직업 사이클에 변화를 요구하고 있다. 사람은 많아지고, 하고 싶은 일은 적으므로 인해서 날이 갈수록 생존경쟁은 치열해져가고 있다. 이로 인해 현대인들의 스트레스는 날이 갈수록 심해져

가고 있다.

　문제는 이러한 스트레스가 줄어들기 보다는 오히려 더욱 빨리 변하는 사회와 직업의 분화로 인하여 인간의 스트레스는 점점 늘어가고, 그 증상도 심해질 것으로 예측되고 있다는 것이다.

5
스트레스 원인을 알면
다스릴 수 있다

오늘날과 같이 너무나 변화가 빠르고, 개방적이고 투명한 사회를 살아가노라면 각종 스트레스에 휩싸이지 않을 수 없게 된다. 문제는 스트레스가 신체적으로만 일어나는 것이 아니라 정신적으로도 일어나게 된다는 것이다. 스트레스가 심해지면 신체적으로나 정신적으로 안정감이 깨지며 조그마한 자극에도 고함을 치고 화를 내는 등 과잉 반응을 일으키기도 한다.

흔히 직장에서 일이 잘 풀리지 않거나 상급자로부터 심한 질책을 받은 사람이 귀가해서 자기 부인이나 자녀들에게 이유 없는 신경질을 부리는 경우가 많다. 따라서 지속적으로 스트레스를 받게 되면 인격의 왜곡이나 변화, 부정적인 대인관계, 의욕상실 등의 부적절한 일상생활을 하게 된다.

스트레스를 일으키는 원인을 스트레서(stressor) 또는 유발인자(trigger)라고 한다. 스트레스의 원인을 알고 원인만 제거한다면 스트레스를 다스릴 수 있다. 예를 들어 어두움 때문에 스트레스가 생기면 불을 밝히면 되고, 불충분한 수면으로 인해 오는 스트레스는 잠을 충분히 자면 되기 때문이다.

스트레스의 원인은 여러 가지가 있지만 이들을 크게 외적원인과 내적원인으로 나눌 수 있다.

우선 외적원인은 물리적 환경, 일상 환경, 직장환경, 가정환경, 학교환경에서 외부환경의 변화나 압력에 의해서 받는 스트레스라고 할 수 있다. 이들을 자세히 보면 물리적 환경에서는 소음, 강력한 빛, 어두움, 더위와 추위, 좁은 공간 등과 같이 인간이 살아가는데 불편한 환경에서 스트레스가 생긴다.

표 1·3 스트레스의 원인 → p035

표 1·3 스트레스의 원인

구분		항목
외적요인	물리적 환경	소음, 강력한 빛, 어두움, 더위와 추위, 좁은 공간
	일상 환경	카페인, 불충분한 잠, 피곤, 부당한 대우, 남들과의 비교, 분실, 사고 및 사건, 기계의 고장, 배신, 사기, 재해 및 재난, 경제적 어려움
	직장 환경	규칙·규정·형식, 통근, 승진, 직업상실, 과중한 업무, 바쁜 스케줄
	가정 환경	배우자·자녀·부모와의 갈등, 친인척의 생로병사
	학교 환경	왕따, 성적하락, 불합격, 상과 벌
내적요인		비관적인 생각, 자신감 상실, 깊은 사고, 부정적인 생각, 비현실적인 기대, 독선적 성격, 과장되고 경직된 사고, 완벽주의, 자아도취, 비정상적인 사고, 자존감 상실, 무기력

일상 환경에서는 카페인, 불충분한 잠, 피곤, 부당한 대우, 남들과의 비교, 분실, 사고 및 사건, 기계의 고장, 배신, 사기, 재해 및 재난, 경제적 어려움 등과 같이 불편한 환경에서 스트레스가 생긴다.

직장 환경에서는 규칙·규정·형식, 통근, 승진, 직업상실, 과중한 업무, 바쁜 스케줄 등과 같이 불편한 환경에서 스트레스가 생긴다.

학교 환경에서는 왕따, 성적하락, 불합격, 상과 벌 등과 같이 불편한 환경에서 스트레스가 생긴다.

내적원인은 비관적인 생각, 자신감 상실, 깊은 사고, 부정적인 생각, 비현실적인 기대, 독선적 성격, 과장되고 경직된 사고, 완벽주의, 자아도취, 비정상적인 사고, 자존감 상실, 무기력 등 자신의 내부적인 특성 때문에 받는 스트레스이다.

이들 스트레스의 발생 원인인 외적 원인과 내적 원인은 서로 별개의 것으로 보이지만 잘 살펴보면 서로 관계성이 있기 때문에 스트레스의 원인을 분석하기 위해서는 두 가지 원인을 골고루 고려해야 한다.

이외에도 질병이나 고통 또한 많은 스트레스를 준다. 심한 경우에는 병을 걱정하는 스트레스 때문에 다른 병이 생기는 수가 있다. 실제로는 병이 없는데 병이 생길까봐 미리 걱정하는 사람은 자신에게 스트레스를 계속 주게 된다. 한편 대부분의 병은 고통스럽기 때문에 스트레스를 주고 몸이 마음대로 기능을 못하여 좌절감이 오고 자신감을 저하시킨다.

대인관계에서 오는 갈등도 아주 심한 스트레스를 안겨준다. 대부분의 갈등은 상대방이 자기가 기대하는 행동이나 말을 하지 않는다고 믿기 때문에 오는 것이다. 이러한 생각들은 분노를 일으키고 많은 에너지를 소모시켜 몸과 마음은 피로하게 되고 성취해야 할 경쟁에서 뒤떨어지게 된다.

일에 집중을 못하고 의욕이 없어져 자연히 경쟁에서 뒤떨어지게 된다. 그리고 자기주장을 못하고 우물쭈물하는 사람은 마음속으로 심한 스트레스를 받는다. 자기에게는 무리라는 것을 알면서도 거절을 못하고 다른 사람이 원하는 것을 하다 보면 손해를 보거나 몸과 마음이 지쳐 버리는 수가 많다. 어떤 결정을 하는데 오래 걸리는 사람 역시 스트레스를 잘 받는다.

대부분 지나친 완벽주의자나 자신이 없는 사람들이 결정을 못하고 스스로 스트레스를 받게 만든다. 결과적으로 이들은 이러지도 못하고 저러지도 못하는 상황으로 빠져 버린다.

이처럼 스트레스는 매우 다양한 원인으로 발생한다. 스트레스가 발생하면 바로 그 원인을 찾아내 해소하면 스트레스를 받지 않게 되거나 다스릴 수 있다. 그러나 스트레스가 정도 이상으로 찾아오게 되면 원인이나 다스리는 방법을 찾을 여유가 없어지고 스트레스로 인해 고통을 받게 된다.

스트레스로 인하여 고통을 받더라도 스트레스를 받던 때의 사건, 상황, 생각, 감정 등을 기록해 두었다가 나중에 마음이 평온해졌을 때 다시 보면서 스스로의 생활형태, 스트레스의 원인 등을 파악하고 똑같은 스트레스가 생겼을 때 어떻게 해야 스트레스를 받지 않을 수 있는가 해결책을 만드는 것도 좋은 방법이다.

6
스트레스를 해결하는 방법

스트레스는 몸에 해로운 정신적·육체적 자극이 가해졌을 때 그 생체(生體)가 나타내는 반응을 말한다. 스트레스는 모든 정신적이고 육체적인 병의 근원이 되고 현대를 사는 모든 이들의 달갑지 않은 손님이기도 하다. 사회가 복잡하고 인간관계가 다양하다 보니 당연히 스트레스가 증가하고 있다.

더구나 장기화된 불황으로 인해 일상생활에서조차 경쟁에 시달리는 지금, 대부분의 사람들에게 의욕이 넘치는 상황보다는 끊임없이 자신을 괴롭히고 지치게 만드는 일이 더 많이 생긴다. 또한 매사 긍정적으로 사는 이들도 어쩔 수 없이 스트레스를 받는 상황이 빈번히 생기기 마련이다.

특히나 최근 불어 닥친 '웰빙' 열풍으로 스트레스 해소 방법에 대한 관심이 높아지고 있다. 스트레스가 만병의 근원이라는 인식 때문에 많은 사람들은 건강한 삶을 위해서도 어떻게든 떨쳐버려야 하는 것이라 여기게 되었다.

스트레스를 해소하기 위해서는 일단 스트레스에 대한 바른 인식을 전제로 그것에 대한 이해가 우선되어야 한다. 저자들의 스트레스는 환경의 변화, 신체의 변화, 마음의 변화 등이 원인이므로 살아가는 과정이 모두 스트레스의 연속이다. 하지만 적당량의 스트레스는 그 자체가 생명유지를 위해서 없어서는 안 될 귀중한 활력으로 작용한다. 물론 그 정도가 너무 커서 감당할 수 없을 때에는 충격으로 작용하고 병을 유발한다. 또 같은 스트레스라 할지라도 받아들이는 사람에 따라 좋은 방향으로 작용할 수도 있고, 나쁜 방향으로 작용할 수도 있다. 그러므로 스트레스를 원천적으로 분쇄하거나 완전히 해소하려고 하지 말고 적응하여 가면서 활력으로 삼는 것이 좋다.

삶이 지속되는 한 우리의 욕구와 생각 그리고 행동은 또한 끊임없이 생산되고 상호작용한다. 욕구가 변화하면 생각과 행동도 변화하고, 생각이 변화하면 욕구와 행동이 변화하며, 행동이 변화함으로써도 욕구와 생각이 변화될 수 있다. 이 세 가지는 우리 자신에 의해서 지배되고 통제될 수 있는 것이다. 스트레스를 어떻게 다스리느냐에 따라 우리 삶의 질이 달라지는 것이다.

스트레스를 해소하는 방법에는 다음과 같은 방법이 있다.

|1| 스트레스의 원인을 말로 해본다

스트레스 중에서 자신이 하고자 하는 욕구나 감정을 억눌리게 되면 발생하는 스트레스가 있다. 이러한 경우에는 자신의 억압된 감정을 말로 표현함으로 인하여 해결하는 방법이다. 예를 들면 인간관계에서 불편한 관계가 생기거나 자신이 하고자 하는 일을 억압받게 되면 스트레스가 생기는데 이때는 상대에게 무작정 신경질 내거나 화를 낸다면 일시적으로는 해소될지 모르겠지만, 분풀이 한 상대에게 미안한 감정이 생기면서 또 스트레스를 받게 된다. 따라서 적절한 시기에 상대방에게 자신의 감정을 차근차근 얘기한다면 스트레스가 감소하게 된다.

|2| 다른 일에 신경을 분산시키거나 전환시킨다

스트레스 중에는 미래의 불안으로 인해 생기는 스트레스가 있다. 이러한 스트레스는 미래에 발생할지도 모른다는 마음의 강박관념으로 인해 생기는 것이다. 이러한 스트레스를 해소하기 위해서는 지금 나에게 주는 스트레스 원인이나 결과를 단순히 잊으면 되는 지에 대해 생각해 보고, 잊기만 하여 스트레스가 해결될 것이라면 영화를 보거나, 음악을 듣거나, 드라이브를 하면서 주의를 분산시키거나 전환시켜서 그 문제에 대한 생각을 잊게 하는 방법이다.

|3| 문제를 최대한 빨리 해결한다

스트레스를 유발시킨 문제가 단순히 잊기만 해서 해결되는 일이 아니라면 유발 사건의 원인을 제거해야 스트레스가 풀릴 때가 있다. 이런 스트레스를 해소하기 위해서는 최선의 노력을 다하여 문제를 해결해야 한다. 매일 어쩔 수 없이 봐야 하는 사람들과의 마찰로 인한 스트레스는 "해결해야 하는데. 해결해야 하는데" 하면서 손을 놓고 있기 보다는 지금 당장 전화나 찾아가서 문제를 해결하는 것이 최선이다. 이런 스트레스는 빨리 해결할수록 해방될 수 있다.

|4| 명상, 이완, 신체운동을 한다

특별한 이유없이 일상에서 받은 스트레스가 있다. 사람은 스트레스를 받게 되면 심신이 각성되어 몸과 마음이 흥분될 때가 있다. 불안하지도 않지만 그렇다고 마음이 편하지도 않는 상태로 조금 흥분되거나 짜증이 나는 경우가 있다. 이런 스트레스는 땀 흘리면서 운동하거나 편안하게 누워있거나 앉아서 명상하는 방법이 효과가 있다. 신체가 편안하게 이완되면 마음도 자연적으로 이완되기 때문에 명상을 하면서 신체를 이완시키면 흥분된 마음도 자연히 가라앉는다.

|5| 항상 긍정적으로 생각한다

특별한 외부의 영향이나 자극이 없이도 자신이 가지고 있는 부정적인 사고방식에 의해 스트레스가 쌓이는 경우가 많다. 남들은 그렇게 생각하지 않는데도 본인의 부정적인 생각이 자신을 문제가 있다고 생각하는 경우이다. 또한 어떤 문제가 생기면 그 일의 원인을 무조건 자기가 못나서 그렇다고 하거나, 자신을 음해하려는 사람 때문이라고 생각한다. 자기의 불행이 영원히 지속될 것이라고 믿게 됨에 스트레스가 생긴다. 이런 스트레스는 긍정적인 사고방식으로 바꾸어 모든 일이 잘될 것이라는 생각과 모든 사람이 나를 좋아한다고 생각하는 것이 습관화되면 스트레스는 해소되며 모든 문제도 자동적으로 해결된다.

⑦
건강은 마음 먹기에 따라
달라진다

사람들에게 인생에서 제일 중요한 것이 무엇이냐고 물어 보면 당연히 건강이라고 한다. 돈을 잃으면 조금 잃은 것이요, 명예를 잃으면 많이 잃은 것이다. 그리고 건강을 잃으면 전부를 잃은 것이다. 라고 강조하면서 역시 건강이 최고라고 말한다.

그래서 그런지 요즘 사람들은 그 어느 때보다 건강에 대한 관심이 높다. 매일 헬스장을 찾아 운동을 하고 있으며, 보양식을 찾아다니며 좋은 것만 골라 먹으려고 하고 있다. 일에 너무 몰두하는 사람을 보면 건강에 주의하라고 걱정까지 해준다.

참으로 중요한 것이 건강인데, 소홀히 생각하는 것도 건강이다. 평소에는 까맣게 잊어버리고 살다가 병들면 생각나는 것이 건강이고,

병원에 가면 긴장하며 걱정했다가도 병원 문을 나서면 곧바로 잊어버리는 것이 건강이다. 제일 중요한 것이면서 아프지 않으면 느끼지 못하고, 바쁘면 다 잊는 것이 건강이기도 하다.

그러나 건강 건강하고 입에 달고 산다고 꼭 건강한 삶을 사는 것은 아니다. 오히려 건강에 너무 관심을 가지고 건강관리를 하였지만 일찍 사망하는 경우도 많다. 반대로 너무 바빠서 건강에는 전혀 신경을 쓰지 못하지만 건강하게 장수하는 경우도 있다. 그래서 건강이라는 것이 단순히 신체적인 건강 이외의 무엇이 있다는 것을 알 수 있다.

사회적으로 성공한 사람들은 성공한 만큼 지위와 역할이 생겨난다. 그 지위와 역할에 따라 인간관계도 넓어지고 할 일은 더욱 많아진다. 이러한 생활 속에서 건강은 어떻게 지켜가는 것이 좋을까? 먹고 싶은 것을 마음대로 먹고 마음대로 쉴 수 있을까?

밤낮없이 먹을 거 못 먹고 일만 하는 사람과 밤낮없이 하고 싶은 것, 놀고 싶은 것, 먹고 싶은 것을 다 찾아 먹고 다니는 사람이 있다면 여러분들은 어떤 사람과 같이 일하고 싶을까?

그러나 역설적으로 열심히 일하는 사람은 아픈지 모르는데 오히려 노는 사람들은 매일 아픈 데를 호소하는 경우를 자주 볼 수 있다. 물론 열심히 일해서 과로로 숨지기도 하지만 만약 일 자체를 즐기면서 한다면 과로가 생길 것인가에 대한 생각을 지울 수가 없다.

사람들 중에는 자신이 좋아하는 일을 위해서는 꼬박 밤을 새워도 피곤한 줄 모르는 사람이 있다. 그러나 하기 싫은 일을 하면 불과 1

시간도 힘들다고 한다. 따라서 건강은 마음에 있는 것이 아닌가 생각한다.

마음이 즐거우면 바빠서 잠을 제대로 못 자고, 식사도 제대로 못하지만 건강하게 사는 반면에, 마음이 즐겁지 못하면 충분한 수면과 맛있는 음식을 충분히 먹어도 건강하지 못한 경우를 볼 수 있다. 따라서 몸의 건강은 마음 먹기에 따라서 충분히 건강을 유지할 수 있다.

셀프 힐링의 무한한 가능성

셀프 힐링(Self Healing)은 전문가의 도움 없이 집에서 스스로가 스스로 치유하는 것을 말한다. 구체적으로 약을 쓰지 않고도 충분히 자신의 생리적 기능을 유용하게 활용함으로써 순수한 몸을 만든다는 목적을 이룰 수 있다. 결국 약을 먹지 않고도 자신의 건강을 지킨다는 것이다.

약은 병이나 상처 따위를 고치거나 예방하기 위하여 먹거나 바르거나 주사하는 물질로 자연물에서 얻는 생물이거나 화학에서 추출된 작용물질이다. 영어로는 메디신, 드럭(medicine, drug)이라고 한다. 약국은 약사가 약을 조제하거나 파는 곳으로 영어로는 파머씨, 드럭스토어(pharmacy, drugstore)라고 한다. 여기서 약으로 사용하는

'drug'라는 용어는 원래 드라이 허브(dry herb)라는 뜻이 담겨 있는데 약의 원래 본성은 풀잎에서 왔다. 그런데 그 약리작용과 화학구조는 서로가 유사해서 진통제는 식물 성분에 있는 마약 성분이 들어 있어서 습관성과 의존성, 탐닉성은 금단증상이 심각한 상태로 나타나기도 한다. 그래서 미국에서는 drug는 마약류로 불리기 때문에 이 단어를 사용할 때는 각별히 주의해야 한다.

우리가 흔히 몸의 건강을 위한다는 목적으로 복용하는 보약이라도 그것의 목적이 정상기능의 수행이 아닌 그저 습관적이며 "남이 좋으니까 나도 좋겠지"라는 타성에 젖은 행위라면 더 이상 약은 약이 아니며 독물이 될 수 있다. 약리학 교과서의 맨 앞장에도 "약은 독이다"라고 쓰여 있음은 약을 공부한 사람이면 다 아는 사실이다.

약은 또 다른 약을 불러들이고 끝까지 가다가 종국에는 불치병, 난치병으로 결론이 나기도 한다. 이럴 때 가족을 비롯해서 누군가 옆에서 과감하게 약봉지를 내던지게 하고 셀프 힐링을 실행하게 한다면 사람 고쳐내고 음덕을 쌓는 이중, 삼중의 선행을 하는 것이다.

우리 주변에서 쉽게 구할 수 있는 약은 해열진통제, 소화제, 수면제, 항생제, 신경안정제, 항우울제, 호르몬제, 비타민제 등 약이라고 이름 붙여진 것만 해도 수백, 수천 가지가 된다. 이 약들은 우리들의 입을 통과하는 경구 투여용이 많은데 이 약들은 우리 생체내의 간에서 대사되고 24시간~74시간까지 그 약효가 지속이 된다. 문제는 그 습관성과 부작용이며 간의 기능을 떨어뜨려 결국에는 더 이상의 약이 없을 정도로 약에 중독되는 삶을 만든다는 것이 큰 문제인 것이다.

병의 치료법으로는 약물요법이 전부는 아니다. 병이 치유되는 데 있어서 가장 결정적인 요소는 생체가 지니고 있는 자연치유능력이며, 자연치유능력이 병의 약 75%를 고친다고 되어 있다. 그러므로 병이 생겼을 때는 자연치유능력을 북돋워 주기 위해 안정과 휴식을 취하는 것이 무엇보다 필요하다. 또한 약을 잘못 사용하면 오히려 자연치유능력을 손상시켜서 고칠 수 있는 병을 못 고치게 하는 경우도 있다.

따라서 항상 즐겁다고 생각하는 긍정적인 마음을 가지고 인생을 즐겁게 살아간다면 자연스럽게 우리 몸의 자연치유능력은 상승하여 병에 걸리는 것을 막아줄 뿐만 아니라 병에 걸려도 자연적으로 치유하는 능력이 높아지게 된다.

9

장수의 비밀

옛사람들의 가장 큰 관심은 불로장생이었다. 불로초(不老草)를 구하려던 진시황 이야기가 아직까지도 사라지지 않는 것을 보면 오래 살고자 하는 소망은 예나 지금이나 다름이 없다. 옛날에는 생활이 힘들고 음식이 충분하지 않아 병들고 일찍 죽는 것이 흔한 일이었으므로 건강하게 오래 산다는 것은 이미 그 자체가 개인의 건강뿐 아니라 그에 따르는 사회적인 지위나 문화적인 수준 등 삶의 질을 나타내주는 말이었다.

요즘에도 '생명을 연장시키는 기술이나 약이 나왔다' 하면 귀가 솔깃해지고 은근히 마음이 쏠리는 것도 불로장수를 바라는 소망이 들어 있기 때문이다. 황우석 박사의 줄기세포 개발에 대한 관심이 높은 이유도 이와 같다고 할 수 있다.

'늙지 않는 것이 가능할까?, 수명을 연장하는 것이 가능할까?, 가능하다면 얼마나 연장할 수 있을까?' 이러한 질문에 대한 답변은 장수촌의 비밀에서 찾을 수 있다. 세계적으로 유명한 8대 건강 장수촌은 일본 오키나와, 파키스탄 훈자마을, 중국 신장, 에콰도르 빌카밤바, 불가리아 소피아, 그루지아 코카스, 중국 위그루마을, 스페인 루드루마을, 일본 유즈리하라 지방을 꼽을 수 있다. 이들 장수촌이 가진 특징을 보면 다음과 같다.

- 활성산소(산소라디칼) 반응의 정도를 줄인다.
- 덜 먹는다.
- 항산화 성분이 많은 식품이나 항산화제를 먹는다.
- 지방이 적은 음식을 먹는다.
- 스트레스를 덜 받는다.
- 엔돌핀을 팍팍 생성시키는 웃는 마음, 기쁜 마음을 갖는다.
- 좋은 공기가 있어야 한다.
- 좋은 물을 마셔야 한다.
- 가공되지 않은 순수 자연식품을 먹는다.

　서울대학교 노화고령사회연구소장 박상철 교수가 의료 팀 4명, 식품영양 팀 2명, 가족학 · 인류학 · 생태환경 · 사회복지 · 경제 · 지리 팀으로 구성하여 장수에 대한 연구를 해본 결과 나온 것이 집짓기 모델이었다.

집짓기 모델에서 장수는 마치 집을 짓는 것과 같아서 유전자·성별·성격·사회문화·환경생태가 장수의 토대가 되며, 운동·영양·관계·참여가 장수의 기둥, 사회안전망·의료시혜·사회적 보호는 장수를 지원하는 지붕으로써 영향을 미친다는 것이다. 결국 장수는 한두 가지 요인으로 이루어지는 것이 아니라 사람을 둘러싼 환경적 요소, 영양적 요소, 제도적 요소 등이 다 어우러져 장수를 만드는 것이다. 또한 박상철 교수는 노화에 대한 건강 대비는 일찍부터 하면 좋지만 늦게라도 대비하면 조금이라도 질적으로 나은 삶을 살 수 있다고 하였다.

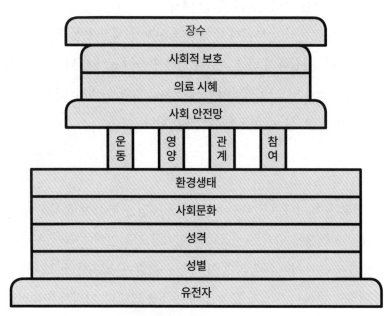

그림 2·1 장수 집짓기 모델

장수의 비밀은 이처럼 매우 다양한 요인들이 작용하고 있다. 지금까지 장수의 비밀을 모아 건강하게 장수하는 방법을 보면 다음과 같이 요약할 수 있다.

|1| 건강한 정신

정신이 건강하려면 스트레스를 느끼지 말고 하루하루 생활에서 만족과 행복을 느낄 수 있어야 한다. 아무리 물질적인 풍요로움이 보장된다고 해도 생활에서 만족과 행복을 느끼지 못하면 사는 것이 즐거울 수 없으며, 이로 인해 문제가 생기게 된다.

|2| 적당한 음식 섭취와 영양 유지

과거에는 음식이 부족해서 영양에 문제가 생겼지만, 오늘날에는 음식을 과잉 섭취하여 영양 과다나 영양 편중이 문제가 되고 있다. 이로 인해 비만과 당뇨, 고혈압이 문제가 되고 있다. 따라서 적당히 먹되 영양 상태가 균형이 잡히도록 유지해야 한다.

|3| 운동

인류는 태어나면서부터 수렵, 이동, 농경을 통하여 운동하며 살아왔는데 현대에 와서는 자동화와 편리함으로 인해 운동이 부족한 상황이다. 운동이란 사람의 몸이 기능을 잘할 수 있도록 필요한 부분에 대하여 반복하여 신체 활동을 하는 것을 말한다. 따라서 지속적인 운동은 우리 신체의 기능을 유지하게 하고 오래 사용할 수 있게 해준다. 지속적인 운동은 건강뿐 아니라 만족감, 동기, 자신감, 식이와 영양에도 직접적인 영향을 준다.

⑩
행복하게 사는
10가지 마음 가짐

행복하게 살기 위해서는 다음과 같은 마음 가짐을 가져야 한다.

|1| 긍정적인 생각을 갖는다

긍정적인 생각을 갖고 있는 사람들은 스트레스를 적게 받으나, 부정적인 생각을 갖고 있는 사람은 반대로 자부심과 자신감이 부족하여 스트레스를 많이 받는 편이다. 따라서 모든 일을 긍정적으로 생각한다. 예를 들어 어떤 일이 잘 안 되면 다음에는 잘 될 것이라는 생각을 가지고, 미래의 일이 걱정되면 잘 될 것이라고 생각하고, 실수해서 남들에게 창피를 당하면 그럴 수도 있다고 자신을 위안하거나 긍정적인 생각을 갖으면 스트레스가 쉽게 해소된다.

여기서 우리는 부정적이냐 긍정적이냐 하는 감정의 변화는 행동에도 영향을 주고 생리적 현상에도 동시에 영향을 준다는 것을 알 수 있다. 우리가 겪는 스트레스가 주는 감정적 고통에서 벗어나기 위해서는 우리의 사고 속에 들어있는 부정적인 생각을 버리고 생각을 긍정적으로 바꾸면 우리는 스트레스가 주는 감정적 고통에서 빠져나올 수 있게 된다.

|2| 사람을 미워하지 않는다

스트레스의 원인 중 인간관계를 잘못해서 생기는 스트레스가 많다. 예를 들면 회사에서는 윗사람과의 인간관계에서 갈등을 갖거나, 아래 사람과의 갈등이 스트레스가 되기도 하고, 가정에서는 배우자와 자녀, 부모와의 갈등으로 인하여 스트레스가 생기기도 한다. 이러한 갈등은 스트레스로 등장하고 이로 인해서 상대방을 미워하게도 된다. 어떤 사람을 의심하고 미워하는 것만큼 견디기 힘든 스트레스도 없다. 어떤 사람은 의심하면 하는 짓마다 밉거나 수상해 보이고, 미운 짓만 보인다.

심리학에서는 이렇게 자기가 생각한 대로 상대방을 인식하는 것을 자기 충족적 예언이라고 한다. 자기 충족적 예언이 강하면 할수록 똑같은 행동을 해도 믿음이 각기 달라서 어떤 사람은 예쁘게 보이지만 어떤 사람은 무조건 밉게 보인다는 것이다. 결국은 본인의 생각이 어떠냐에 따라 상대방이 다르게 보인다는 것이다. 따라서 어떠한 경우라도 상대방을 미워하지 말고 예쁘게 보려고 노력하는 것이 중요하다. 상대방을 예쁘게 보려고 노력하면 인간관계에서 생기는 갈등은 당연히 생기지 않으며, 이로 인한 스트레스도 생기지 않게 된다.

|3| 자존감을 갖는다

스트레스의 가장 근본적인 원인은 자신의 능력과 기대치 간의 차이가 클 때라고 볼 수 있다. 사람은 자신을 바라보는 관점이 객관적이기보다는 주관적일 때가 많다. 그래서 자신은 항상 남들 앞에서 잘 보여야 하고, 완벽한 사람이 되기 위하여 노력하게 된다.

이처럼 완벽한 인간이어야 한다는 강박관념은 자신을 힘들게 하고 결국은 스트레스에 빠지게 된다. 따라서 인간이라면 누구나 실수할 수 있고, 어떤 일이든지 완벽한 결과는 없다는 사실을 인정하는 것이 좋다. 또한 자신을 냉철하게 평가하고 자신에게 주어진 현실을 파악하고, 있는 그대로, 생긴 그대로 인정하는 자존감을 갖는 것이 필요하다.

자존감을 가지면 자신을 있는대로 인정하기 때문에 마음이 편해진다. 나의 주어진 능력이나 환경, 부모한테서 물려받은 유산이나 여러 환경들을 그대로 수용하고 인정하게 된다. 이러한 생각은 자신을 편하게 만들 뿐만 아니라 스트레스가 생길 수 없게 한다.

|4| 지나간 일을 빨리 잊는다

사람에게 있어 즐거운 경험들은 쉽게 잊혀지지만 과거의 나쁜 경험들은 상당히 오랫동안 머리 속에 남아 있게 된다. 예를 들면, 시험 기간에 첫 시험 걱정으로 두 번째 시험을 망치는 경우가 이에 해당한다. 이런 경우 어차피 걱정한다고 되돌릴 수 없는 시간임에도 불구하고 그 시간에 매달려 있는 것은 결코 좋은 습관이 아니며 자신에게 더 악영향을 끼칠 뿐이다.

또한 나쁜 경험은 머릿속에 있다가 떠 올릴 때마다 머리를 아프게 하거나 마음을 아프게 하는 스트레스로 연결이 된다. 따라서 과거의 실수에 매달리는 것은 절대 불리하다는 것을 인식하고, 이를 긍정적으로 승화하려는 노력이 필요하다. 과거의 실수는 그대로 인정하면서 앞으로는 또다시 같은 실수를 하지 않는 계기가 되었으니 오히려 실수가 도움이 된다고 긍정적으로 생각해야 한다. 특히 나쁜 일일수록 그렇다.

|5| 긍정적인 표현을 사용한다

부정적으로 말을 하게 되면 마음도 부정적으로 바뀌어서 세상을 부정적으로 보기 때문에 스트레스를 받게 된다. 그러나 긍정적인 표현을 하게 되면 언어습관이 바뀌면서 긍정적인 사고를 하게 된다. 긍정적인 사고를 하게 되면 결국은 모든 일을 긍정적으로 보기 때문에 스트레스가 줄거나 생기지 않게 된다.

|6| 여유 있게 스케줄을 짠다

사람은 시간에 쫓기게 되면 심적으로 초조해지고 불안해지면서 스트레스를 받게 된다. 따라서 계획을 세우거나 약속을 정할 때는 충분한 여유를 두고 시간표를 짜야 한다.

계획을 세울 때는 너무 욕심을 내어 한꺼번에 너무 많은 일을 하려 하지 말고 자신의 능력을 알아 현실적으로 가능한 정도의 목표를 두어야 한다. 어쩔 수 없이 짧은 시간에 여러 가지 일을 해야 한다고 하더라도 무조건 닥치는 대로 일을 하는 것보다는 해야 할 일의 우선순위를 정해서 차근차근 해나가는 것이 시간에 쫓기지 않는 방법이다.

|7| 거절도 할 줄 알아야 한다

한국 사람의 특징 중에 하나는 마음이 약해서 다른 사람들이 어떤 부탁을 하게 되면 거절하기를 어려워한다. 다른 사람의 모든 부탁을 거절하지 않고 받아들이면 오히려 자신과는 상관없는 일을 해서 시간을 소모하거나, 일이 폭주하는 생겨 괜히 수용했구나 하는 생각으로 후회를 하거나 스트레스를 받게 된다. 따라서 때로는 거절하는 능력도 가져야 한다.

때로는 막상 거절하고 나서도 미안한 생각에 혼자 거절하지 말걸 하면서 후회하는 경우도 많다. 그러나 자신이 스트레스를 받고 싶지 않다면 자신이 하기 힘든 것들은 미리 안 된다고 거절할 줄 아는 결단력과 배짱이 필요하다. 마음에서 정한 거절의 기준이 뚜렷하면 정당하게 거절하게 될 줄 알며 오히려 자신의 일을 줄이게 되며, 거절하고도 의미없는 죄책감에 시달리지 않아도 된다.

|8| 포기할 줄 알아야 한다

성공하는 사람들의 특징 중에 하나가 선택하는 것도 빠르지만 포기도 빠르다는 것이다. 자신이 생각해서 자신이 바라던 목표를 이루지 못할 것 같거나, 도전해야 할 가치가 없거나, 목표를 이루더라도 투자한 것에 비하여 얻는 것이 적으면 바로 포기할 줄 알아야 한다. 그러나 일반인들은 사소한 일에 목숨을 걸고 하는 경우가 많다. 사소한 일에 너무 많은 시간과 노력을 들이게 되면 달성하고 나서도 기대치에 미치지 못하기 때문에 후회를 하거나 심한 스트레스에 빠지게 된다. 뿐만 아니라 좌절감에만 휩싸이게 되고 의욕이 없어지고 우울해지기 쉽다. 따라서 포기해야 할 것은 되도록 빨리 체념하는 것이 정신 건강에도 좋다.

|9| 목표를 세운다

사람에게는 목표를 세울 수 있는 특별한 능력이 있다. 동물들은 아무 생각없이 세월을 보내지만 사람은 무엇인가 해야겠다는 생각을 가지게 됨으로 인해서 생활이 활기차지고 희망이 생긴다. 그리고 결코 흔들리지 않는 꿈이나 희망을 가질수록 자신이 이루려는 일에 대해 자신감을 갖고 최선을 다하게 된다. 따라서 꿈과 희망과 같은 목표를 마음속에 강하게 가지면 근심과 걱정이 자리 잡지를 못하게 된다. 미래의 불안이나 걱정으로 생기는 스트레스일수록 뚜렷한 목적을 가지고 나아가다 보면 자연적으로 스트레스에서 벗어나게 된다.

| 10 | 순순히 받아 들인다

사람들은 자신의 삶에 부정적인 결과가 오거나 어려움이 닥쳐오면 "왜 자신만 가혹한 운명을 가지고 태어났는가?", 또는 "왜 남들은 항상 잘되는데 나는 잘되지 않는가?"하는 생각으로 스스로를 자책하게 된다. 그러나 이미 이루어진 결과에 대하여 아무리 결과가 나쁘다고 해서 한탄과 후회로 세월을 보낸다면 본인에게는 얻는 것이 하나도 없을 뿐만 아니라 정신 건강에도 좋지 않아 결국에서 심한 우울증과 같은 스트레스에 빠지게 된다.

따라서 어떠한 어려운 문제에 직면하게 되어도 그 상황을 부정하기보다는 담담히 받아들이는 것도 중요하다. 그러기 위해서는 일단, 일어날 수 있는 최악의 모든 상황을 가정하고 그에 대한 적절한 조치를 준비하면 된다. 그리고 다음에는 이러한 결과를 가져오지 않기 위해 노력하겠다는 생각을 갖거나 준비를 하는 것이 스트레스에서 벗어나는 방법이 된다.

2장
나를 행복하게 하는 것들

가족의 중요성

1

가족(家族)은 대체로 부부를 중심으로 한 혈연, 혼인, 입양, 친분 등으로 관계되어 같이 일상의 생활을 공유하는 사람들의 집단 또는 그 구성원을 말한다. 「민법」제779조에서 가족의 범위에는 가족(가족원)의 범위를 기본적으로 자기를 중심으로 자기의 배우자, 형제자매, 직계혈족(부모와 자녀)을 포함하는 것으로 규정하고 있다.

민법에서 규정하는 가족의 범위는, 자기 직계혈족과 직계혈족의 배우자, 배우자의 직계혈족, 배우자의 형제자매까지를 가족원으로 인정하여 자신과 배우자의 혈족에 한정되는 것을 알 수 있다. 그러나 실제로 거주 측면에서 같은 장소에서 거주하는 것만으로 가족의 범위를 보면 자신의 친인척이나 배우자의 친인척까지 더욱 넓어진다.

가족의 특징은 일정 범위의 친족원만으로 가족이 구성되기 때문에 자기들이 한 가족이라는 가족의식을 가지게 된다. 그러나 가족이라고 해서 꼭 같은 집에 거주해야 하는 것은 아니고, 결혼, 취업, 진학 등의 이유를 통해서 같은 공간에서 독립하기도 한다.

가족의 기능은 보는 사람의 관점에 따라 다르기에 자녀출산, 정서적인 지지, 양육, 교육, 사회적 지위 부여, 사회화, 보호, 경제적 지원, 휴식, 문화 전통 계승, 애정 등 매우 다양하다, 이처럼 가족의 기능이 다양하기 때문에 가족을 중심으로 가족의식을 가지고 살기 때문에 어느 조직이나 단체에 비해서 응집력과 결속력은 강하다고 할 수 있다. 그래서 과거에는 자신을 중심으로 부모와 자녀가 같이 사는 대가족을 구성하고 있으나, 갈수록 자신과 배우자만 사는 2인 가구가 많으며, 점차 1인 가구가 증가하고 있다.

이로 인해서 가족의 기능에 많은 변화가 생겼다. 이전에 가정에서 담당하였던 가사노동이 사회화 · 기계화되어 주부의 가정에서의 노동은 현저히 경감되었으며, 가족계획의 보급에 따라 주부의 출산 · 육아의 부담도 크게 감소되었다. 그리고 핵가족의 증대, 가족 구성의 단순화, 가족 기능의 축소, 권위구조의 평등화, 가족 가치체계의 다양화 · 이질화, 가족 문제의 심각화 등으로 집약할 수 있다. 이처럼 다양한 변화는 이전에 담당했던 가족의 기능들이 축소되기도 하고, 특히 여성의 탈가족화 현상으로 성역할 분담의 변화가 일어나고 있으며, 노인 인구의 급증과 맞물려 아동 양육과 부모 부양 기능도 변화되고 있다.

자본주의 경제가 고도로 발전하면서 물질 만능 사상이 세상을 지배하고, 기계화·분업화·전문화로 삭막한 세상이 되었어도 인간성 회복, 애정적 인간관계, 따뜻한 보금자리로서의 가족의 역할은 매우 중요하다. 어쩌면 가족만이 그러한 기능을 수행할 수 있는 유일한 집단이 되었다. 따라서 가족은 현대를 사는 우리에게 구원의 장소가 되고 있으며, 그 중요성이 점차 강조되고 있다. 아마도 아무리 가족 구성원의 변화나 사회의 변화가 심해도 가족의 중요성은 변하지 않을 것이다.

가족의 중요성도 보는 사람의 관점에 따라 매우 다양하지만 현대 사회에서 보는 가족의 중요성은 다음과 같이 볼 수 있다.

- 부부간의 성적욕구를 충족시킨다.
- 세대를 이어가는 출산 기능을 한다.
- 자녀를 양육하며 사회화시킨다.
- 경제적인 지원을 한다.
- 정서적 안정을 준다.
- 외부의 위험으로 부터 보호받는다.
- 가족원은 생물적 유사로 건강 위독 시 수혈, 장기이식 등이 가능하다.

②
대비해야 하는 황혼이혼

직장을 퇴직하고 나면 남자들은 퇴직후유증으로 시달리지만 여자들은 은퇴증후군으로 시달린다. 은퇴증후군(RHS ; Retired Husband Syndrome)은 1991년 일본의 신경정신과 전문의인 노부오 쿠로카와(Nobuo Kurokawa) 박사가 처음 명명한 것으로, 남편이 은퇴할 시기가 다가오면 아내의 스트레스 강도가 높아져 몸이 자주 아프고 극도로 예민해지는 현상을 말한다.

남편이 은퇴한 후에 안방을 차지하고 앉아 잔소리만 하게 되면 여성들은 화가 쌓여 우울증이나 발진, 두통을 비롯한 다양한 증세를 보이는 것으로 나타났다. 쿠로카와에 따르면, 일본 노년기 주부의 60% 이상이 은퇴증후군에 걸려 있다고 한다.

은퇴증후군 때문에 고통을 겪고 있는 세대는 2차 세계대전 종전

이후 태어난 베이비붐 세대로, 남편은 가족을 위해 돈을 벌어야 하며 아내는 남편과 가족을 위해 희생해야 한다는 사회적 분위기 속에서 자라온 세대이다. 아내는 남편이 직장을 다니는 동안에는 집 안에서 살림하며 자신을 희생하지만, 남편이 직장을 그만두고도 가사를 돕지 않고 집 안에서 놀거나 잠을 자는 모습을 보면 울화병이 생긴다.

특히 여성들은 남성 호르몬이 배출되는 50~60대에 접어들면, 그 스트레스는 참을 수 없는 수준에 도달한다. 늘 바깥일을 하던 남편과 집 안에만 있어야 하니, 함께하는 생활방식에도 적응해야 하고 늘 옆에서 뒤치다꺼리를 해야 하기 때문이다. 직장을 위해 가정을 등한시했던 가부장적 남편을 평생 참고 살아왔던 일본 아내들은 남편의 정년퇴직을 전후해 은퇴증후군에 시달린다. 신체적으로는 남편이 집에 있다는 생각만 하면 온몸에 두드러기가 돋아나고 심한 위통이 찾아오는 경우가 많다.

이러한 일본 중년여성들은 스트레스를 해소할 새로운 대상을 찾게 되는데, 의외로 황혼이혼은 적지만 테디 베어 같은 봉제인형을 수집하거나 유명 연예인에 집착하면서 자신의 스트레스를 푼다. 그래서 우리나라의 한류 스타들이 일본 중년 여성들의 열광적인 사랑을 받는 것도 한 이유이다.

문제는 이와 같은 현상이 우리나라에서도 발생하고 있으며 퇴직한 남편을 둔 주부들이 실직한 남편 때문에 스트레스를 받아 정신적·육체적 이상을 겪는 현상이 증가하고 있다. 이러한 상황에서 은퇴 후 집에서만 지내고 아내의 주위만 맴돌며 귀찮게 구는 남편을 신발에 붙어 잘 떨어지지 않는 거추장스러운 낙엽에 빗대어 '젖은 낙엽 증후군'이라고 부르고 있다.

한국 사회에서는 '아내가 이사 갈 때 버리고 갈까 짐칸에 먼저 올라 탄다', '아내가 가는 곳마다 따라다니다 부녀회까지 간다'라는 식으로 젖은 낙엽을 표현하는 유머가 회자되고 있다. 은퇴 후에 나타나는 남성과 여성의 행동들을 보면 다음과 같다.

표 2·1 은퇴 후 나타나는 남성과 여성의 행동

남편들의 행동	여성들의 행동
· 잠옷 차림으로 거실에서 빈둥거린다. · 집에만 있는다. · 멋을 내지 않고 초라해진다. · 거실에 누워 TV만 시청한다. · 매사 참견한다. · 반찬 투정을 한다. · 아내가 외출하려면 꼬치꼬치 묻는다. · 시장에 따라 나서려 한다. · 옆에 붙어 앉는다. · 밖에 나가면 수시로 전화 확인한다. · 우울증이 나타난다.	· 남편이 집안일을 해주기를 바란다. · 자유롭게 외출하려 한다. · 이야기를 하고 싶어 한다. · 여자로서 대우받고 싶어 한다. · 구속받기 싫어한다. · 가사노동에서 해방되고 싶어 한다. · 다양한 문화생활 및 취미생활을 즐기려 한다. · 우울증이 나타난다. · 사소한 일에도 쉽게 화를 낸다.

우리나라는 일본과 달리 남을 의식하는 경향이 많기 때문에 남편들이 퇴직하게 되면 생활환경의 변화로 심한 스트레스를 받는다. 여성들은 남부럽지 않게 풍요로운 생활을 유지해야 하는데, 돈을 못 벌고 집에만 있는 남편을 보니 한심해서 화가 나고 속상해하며 스트

레스가 심하다. 이러한 이유로 이미 애정이 식은 부부 간에는 갈등만 존재한다. 이러한 상태가 지속되면 은퇴증후군을 겪는 주부들뿐 아니라 이혼을 준비하는 부부가 증가하는 현상이 발생할 것이다.

은퇴 남편 증후군이 심해지면서 단순히 주부들의 건강문제에서 그치는 것이 아니라 황혼이혼으로 인한 가족 해체로까지 이어지고 있다. 20여 년 전 일본에서 일기 시작한 황혼이혼 바람이 우리 사회에도 거세게 불고 있다. 황혼이혼이란 '노년기에 하는 이혼'을 말한다. 이를 협의의 의미로 보면 60~70대 이후의 이혼을 말하지만, 광의의 의미로 본다면 자녀들이 출가하였거나 대학생이 되어 독립할 수 있게 된 후의 이혼을 포함한다고 볼 수 있다. 황혼이혼은 자식이 대학에 입학하면 이혼을 요구한다 해서 '대입이혼'이라고 하기도 한다.

노인들의 이혼문제는 이제 사회문제로 확대되어 여러 가지 갈등을 촉발하고 있으며, '다 늙어서 무슨 이혼이냐, 그냥 살지' 하는 곱지 않은 시선에도 불구하고 이런 황혼이혼의 추세는 꾸준히 증가하고 있다. 유교적 가치관이 뿌리박혀 있는 우리 사회의 인습에 젖어 있던 노인들의 인식이 이제는 조금씩 자신의 진정한 삶과 행복을 찾으려는 도전으로 전환되고 있는 것이다. 노년기에 무엇보다 중요한 것은 부부가 함께 해로하며 서로 간의 매일 쌓아 가는 감정적인 유대이다.

서울시가 2016년 발간한 '통계로 본 서울 혼인·이혼 및 가치관'의

자료에 의하면 황혼이혼은 늘어나는 반면에 결혼 초기이혼은 감소하고 있다. 특히 60대 이상 황혼이혼 상담 건수는 계속 늘어나는 추세며, 실제로 10년 전보다 2배 이상 증가하고 있다.

황혼이혼을 한 여성들의 특징을 보면, 첫째, 연령대가 주로 50대에서 60대 이상이고, 둘째, 자녀가 대부분 결혼하여 독립한 후이며, 셋째, 황혼이혼의 원인으로는 부부갈등이 오랫동안 진행되거나 여성이 가정으로부터 독립하여 자유를 느끼려는 의지가 많았다는 점이다.

한평생을 같이하기로 한 부부가 황혼에 이혼하는 것을 보는 시각에는 긍정적인 시각과 부정적인 시각으로 나누어 볼 수 있다. 긍정적인 시각은 황혼이혼을 통해 부부갈등을 해소하고, 각자 자신이 원하는 합리적이고 행복한 삶을 추구함으로써 사회적인 안정을 유지한다는 입장이다. 다만 이혼으로 인한 문제들을 최소화 할 수 있도록 국가와 사회가 정책을 모색해야 한다고 보고 있다. 반면 부정적인 시각은 황혼이혼을 통한 부부 해체 후의 삶이 새로운 문제를 일으키므로 가능한 한 참고 살아야 한다는 입장이다. 이러한 두 가지 시각들 중어떤 것이 더 옳고 그른지에 대해서는 결론을 내릴 수 없다.

대부분의 황혼이혼 사례를 살펴보면 아내가 더 이상의 가정생활을 견디지 못하고 이혼을 요구하는 경우가 많다. 정년 후 이혼의 증가와 관련, 전문가들은 '여권신장'을 주원인으로 꼽는다. 남자들의 전통적인 가부장적 사고방식과 이제는 자신의 권익을 찾겠다는 여자들의 주장이 가정의 불화를 만들고 있다는 것이다.

지금의 50~70대 남자들은 그들의 아버지와 할아버지에게서 남자의 역할을 배웠다. 그들은 남편과 아버지가 존경받는 철저한 가부장제하에서 남존여비 사상이 몸에 밴 사람들이다. 남자들은 자신이 배운 역할에 충실했을 뿐이다. 반면 여성들은 그들의 어머니, 할머니가 살았던 방식대로 살지 않으려고 한다. 50~70대 여성들은 여권신장 시대에 여권을 주장하는 방법으로 이혼을 요구하는 것이다.

부부간에 이심전심은 없어진 지 오래다. 30년을 살아도 부부가 나누는 대화란 기껏 가족으로서 필요한 것을 전달하는 정도에 불과하다. 여자는 친구에게는 연애, 실연, 결혼, 자식, 경제적 문제까지 속속들이 이야기하지만 남편에게는 그렇지 않다.

은퇴증후군을 줄이는 방법은 남편이 돈을 벌고 부인은 가사를 해야 한다는 고정된 성 역할 인식에서 탈피해 역할을 재정립하고 유연한 성 역할 분담이 필요하다.

그리고 같이 있는 시간이 증가함에 따라 대화도 늘어야 하는데 대화를 늘리기 위해서는 같이할 수 있는 취미생활 등을 찾아보고 남편으로 하여금 가사를 돕게 하거나 공통의 관심사를 만들어가는 것이 필요하다.

또한 남편들은 외부활동을 많이 해서 집에 있는 시간을 줄이는 것이 좋으며, 주부들은 이전에 해오던 활동들을 그대로 유지하고 되도록 남편에게 많은 시간을 투자하지 말아야 지치지 않고 갈등도 줄일 수 있다.

③
행복한 부부가 되기 위한 조건

통계청의 이혼통계 자료를 보면 인생을 살면서 부부가 이혼하는 사유를 보면 남성의 외도로 인한 가정 소홀이 29.0%로 1순위를 차지하였다. 그다음으로는 경제력 부족, 권위주의 등이었다. 그러나 남성이 실직을 하고 나서의 이혼 사유를 보면 남성의 외도보다는 경제력 상실과 실직이 54.0%로 대부분을 차지하였다. 부부가 사는 데 경제력과 권위의 상실이 얼마나 중요한가를 알게 해주는 대목이다.

그렇다면 은퇴하고 남은 여생을 행복하게 부부로 같이 살려면 어찌해야 할까?

노년기에 행복한 부부의 모습으로 살아가기 위해 노력할 수 있는 방법은 아래와 같다.

|1| 상대방을 배려한다

부부는 서로 편한 생활을 할 수 있도록 배려해주어야 한다. 즉 부부가 서로 무엇을 원하고 무엇을 싫어하는지를 알아서 원하는 것을 해주고 싫어하는 것을 하지 않는 방법이다. 예를 들어 아내가 친구들과 자주 만나고 싶어 하면 남편은 이를 이해해주고 간섭하지 않는 것이다. 또한 아내가 참고 있는 일이 있다면 그것을 찾아서 해결해 주는 것이다. 여성들은 실제로 경제적 약자였기 때문에 불만이 있지만 그냥 참고 지냈을 뿐이다. 그러나 남편이 퇴직하면 하고 싶은 말이나 행동을 거침없이 하게 된다. 심지어는 각방을 쓰고 싶어 하기도 한다.

|2| 상대방을 인정해준다

퇴직한 부부는 상대의 자존심을 상하게 하지 않도록 조심하고 서로를 인정해주어야 한다. 즉 부부는 한편의 필요에 의해서 종속되는 것이 아니라 서로가 필요한 존재라는 생각을 가져야 한다. 이에 따라 서로 필요한 존재가 되기 위해서는 부부로서 아낌없이 애정을 주고받으며 공동의 관심사를 만들어야 한다. 공동의 관심사를 만들기 위해서는 같이할 수 있는 취미를 만들거나, 대화거리가 고갈되지 않도록 노력해야 한다. 예를 들어 부부가 등산을 하게 되면 자연스럽게 등산에 관련된 대화거리가 생기고 같이할 수 있는 공동의 관심사가 생긴다. 공동의 관심사가 생기면 상대방을 이해하고 인정하는 마음을 갖게 된다.

|3| 상대방을 격려해준다

특히 퇴직한 배우자가 긍정적인 자아정체성을 가지도록 격려하고 지지해줄 때 남은 인생이나 부부 관계에 대한 만족감이 높은 것으로 나타났다. 즉 퇴직한 남편에게 그동안 일하면서 수고한 부분들을 격려해주면 자신이 지금까지 한 일이 가족을 위해서 중요한 일이었다는 자족감을 가질 수 있다. 이러한 자족감은 가정 내에서 남성의 역할을 다시 강조하는 기회가 되고, 자신감을 갖고 살 수 있도록 해준다.

|4| 자신의 요구를 표현한다

남편과 아내는 서로를 잘 아는 것 같으면서도 모르는 게 많다. 부부 관계 문제는 큰 것보다 작은 것에서 시작되는 경우가 많다. 따라서 황혼이혼을 줄이는 방법으로 서로에게 요구할 것이 있으면 분명하게 말해야 한다. '상대방이 알아주겠지'라고 생각해서 알아줄 때까지 기다리기만 해서는 오히려 관계를 악화시킨다. 따라서 자신의 생각이나 요구 사항을 표현하는 습관을 길러야 한다.

4

버리면 행복해지는
자녀에 대한 기대감

오늘날 우리는 급변하는 사회 속에 살다보니 생활과 가치관의 변화에 의해 전통적인 윤리와 도덕의식이 실종되어 가고 있다. 특히 서양의 복지 국가들을 보면 심각해지는 노인 부양 문제를 두고 더 이상 복지 제도에만 의지하기에는 한계 상황에 도달할 것이라는 것을 느끼게 한다. 그러나 다행히도 우리 민족은 조상으로부터 이어받은 효가 노인 부양 문제를 해결해왔다. 효는 부모 자녀 간의 도덕적인 관계를 규정하는 가치이자 규범이다. 이의 기본은 부모와 노인을 존경하고 보살피며 돕는, 자녀와 가족의 의무를 일상생활 속에서 실행하는 것이다.

효(孝)란 늙은 어른(老)을 받드는 자식(子)이라고 하는 문자 구성에서도 알 수 있듯 그 행위 주체가 자식이라고 말할 수 있다. 효의 사전적 의미는 '부모를 잘 섬김(善事父母)'이다. 우리가 흔히 사용하는 '효도(孝道)'는 '부모를 잘 섬기는 자식의 도리(道理)'이다. '효심(孝心)' 또는 '효성(孝誠)'은 '효도하는 마음'을 가리키며, '효행(孝行)'이란 부모를 잘 섬기는 자식의 행위 즉 '효도하는 행위'를 말한다.

뿌리 없는 나무가 없고, 근원이 없는 샘이 없듯 부모 없는 자식이란 있을 수 없다. 나를 낳아 사랑과 정성으로 길러 주신 부모님의 은혜에 보답하는 것은 자식의 도리이며 가장 사람다운 일이다. 결국 효란 소중한 자기의 생명이 존재하게 된 근원을 생각하고, 그 근원을 성심성의껏 공경하고 사랑하는 것을 뜻하며, 효행(孝行)은 자기를 낳아 주고 길러 주신 부모님을 성심성의껏 섬기는 일을 하는 것을 말한다.

우리는 전통적인 가부장적 대가족 제도로 오랫동안 살아왔기 때문에 효를 중요시하는 국가로, 부모님을 공경하고 섬겨왔다. 그러나 사회가 핵가족 제도로 바뀌면서 자식에게만 내리사랑을 하고 위로는 부모를 모시는 일들이 점점 줄어들고 있다. 예전에는 대가족 제도였기에 부모 봉양 문제가 자연스럽게 해결되었는데 사회 구조가 핵가족화되면서 문제가 생긴 것이다. 이러한 핵가족 위주의 가정은 급속도로 부모에 대한 고마움을 상실하고 오로지 자녀에 대한 애정만을 갖고 살게 하고 있다. 실제로 최근 이러한 사회적 분위기로 부모 부양이 부담스러워진 자녀들이 속출하고 있으며, 이로 인한 고독, 소외 그리고 경제적 어려움을 호소하는 노부모의 수가 증가하고 있다.

효도는 보고 배우는 것인데 점차 핵가족화되어 가고 손주들이 부모가 효도하는 것을 보지 않고 자라다 보니 자연적으로 요즘 세대들은 효도가 무엇인지 모를뿐더러 자신만을 아는 이기적인 아이들로 자란다는 것이다. 결국 효도를 모르는 세대가 사회를 지배하게 되기 때문에 부모를 봉양하는 것은 꿈도 꾸지 않는 아이들이 늘어가고 있다.

요즘 추세로 나아가면 베이비붐 세대를 일컬어 '효도를 하는 마지막 세대이면서 자식들에게 버림받는 첫 세대'가 될 것이라고 예측한다. 베이비붐 세대는 굶주림 시대에서 탈피하여 산업화가 이루어지던 1960~70년대 시절에 부모를 봉양하고 자식을 키우면서 오직 일만 하던 세대로 노후대책이 따로 준비되어 있지 못한 세대들이다. 그리고 베이비부머 세대가 출산한 자녀들은 대부분 1~2명이기 때문에 앞으로는 부모 부양을 책임지기도 힘들어진다. 심하게는 자녀들의 맞벌이가 증가됨에 따라 손주를 조부모에게 맡기는 경우가 증가하고 있다.

베이비부머(Baby Boomer)세대들은 효도는 커녕 정작 여가를 즐기며 여유 있게 살아야 할 노후에 손주까지 키워줘야 함에 따라 경제적으로 더욱 어려움이 커지고 있다. 따라서 베이비붐 세대는 자녀에게 의지하려는 마음을 버리고 미래를 준비하지 않으면 경제적으로 어려움이 더욱 커질 것이다. 아울러 자녀들에게 버림받음으로 인해서

외로움과 자신의 신세를 한탄하는 노인 우울증이 더욱 증가할 것으로 예측할 수 있다.

부모는 자녀들과의 관계를 다시 한번 정립하고 아울러 자신의 노후생활을 위해서 무엇을 준비해야 할지를 깨달아야 한다. 자녀에 대해서는 일정 기간만 책임을 지고 나머지 삶은 경제적으로 독립하게 하면서, 부모 세대는 노후준비에 박차를 가해야 할 것이다.

5
직장은 또 다른 나를 위한 놀이터

우리나라의 모든 직장은 60세에 정년 퇴직하도록 되어 있고, 정년이 다른 직업보다 긴 교사는 63세, 교수는 65세에 원하든 원하지 않든 은퇴를 해야 한다. 10년 전의 평균수명이 65세 정도였기 때문에 60세까지 일할 수 있는 직장은 평생직장의 의미를 가지고 있었다.

현재는 평균수명이 80세를 넘고 있으며, 앞으로 10년 후면 평균수명은 90세를 넘을 것으로 예측하고 있다. 뿐만 아니라 앞으로 장기를 교환할 수 있는 기술이 보편화 되면 사람의 수명은 100세를 넘어 심한 경우에는 150세를 넘길 수 있다는 의학자들의 보고까지 있다.

따라서 아무리 정년이 보장되는 회사라고 해도 공무원을 제외하고는 60세를 넘기면 평생직장이라고 보기는 어렵다. 근대 사회에서는 평생직장의 의미가 강해 한번 취업하면 정년을 맞을 때까지 한 회사에서 근무하고 퇴직하여 노후를 맞이하는 게 직업 선택의 기준이 되었다. 그러나 시대의 변화는 이러한 평생직장의 의미를 상실시켰다. 따라서 지금처럼 평균수명이 80세를 넘는 시대에는 노인 실업자를 대폭적으로 양성하는 결과를 가져오고 있다. 평균수명이 증가함에 따라 일자리를 찾으려는 노인들이 늘고 있다. 통계청의 이혼통계 자료를 보면 인생을 살면서 부부가 이혼하는 사유를 보면 남성의 외도로 인한 가정 소홀이 29.0%로 1순위를 차지하였다. 그다음으로는 경제력 부족, 권위주의 등이었다. 그러나 노년기의 이혼 사유를 보면 남성의 외도보다는 경제력 상실과 실직이 54.0%로 대부분을 차지하였다. 부부가 사는 데 경제력과 권위의 상실이 얼마나 중요한가를 알게 해주는 대목이다. 그만큼 노년기에는 남자의 경제 활동이 가정에 영향을 주는 것을 알 수 있다.

일하는 노인들의 장점은 헤아릴 수 없이 많다. 그중에서도 가장 중요한 것은 노후준비를 하지 못한 노인들은 일자리를 통해서 경제적으로 보충할 수 있다. 그리고 건강상으로도 일하지 않는 노인보다 일하는 노인이 훨씬 건강한 것으로 나타났다. 더욱이 노인이 일한다는 것은 노인이 사회에 의존적인 느낌을 주는 것이 아니라 사회의 주류로서 자기존중감이 높아져 정신적으로도 건강해진다는 것이다. 노인들은 힘써 일해 사회의 어엿한 주체로 거듭나기를 희망하고 있다. 그래서 노후에도 일을 하는 것이 가장 중요하다.

우리나라에서는 정부에서도 노인들의 일자리 창출을 위하여 노인 일자리 사업을 진행하고 있다. 노인 일자리 사업은 고령사회에서 발생할 수 있는 다양한 노인 문제를 사전에 예방하고, 노인들의 적극적인 사회참여 확대를 통해 사회적 가치 창출을 극대화하려고 한다. 뿐만 아니라 노후 건강유지, 보충적 소득 지원 등의 사회적 비용을 절감하는 효과가 있다. 노인 일자리 사업을 위한 각 기관의 역할을 보면 다음과 같다.

표 2·2 정부 기관의 노인 일자리 관련 사업

기관명	주요 추진 사업
보건복지부 (노인지원팀)	· 노인 일자리 정책 결정 및 종합 계획 수립 · 노인 일자리 사업에 대한 법령 및 제도 운영 · 지자체 및 사업 수행기관의 노인 일자리 사업 지원(예산, 인력 등) · 대국민 홍보
한국노인 인력개발원	· 전국 노인 일자리 사업 추진 총괄 및 지원 · 지역의 노인 일자리 사업 수행 기관 간 연계 조정 · 노인 일자리 개발 보급 및 심사 평가 · 노인 일자리 관계자 교육 훈련 및 정책포럼 개최 · 노인 일자리 박람회 지원 및 실적 관리 · 노인 인력에 대한 수급 동향 분석 및 정책 개발 · 노인 인력 D/B 및 업무 지원 전산 시스템 구축 · 노인 일자리 사업에 관한 조사 연구
광역 자치단체	· 시 도 노인 일자리 사업 추진 계획 수립 및 재정 지원 · 시 도 노인 일자리 사업 수행 전반에 관한 총괄 조정 · 시 도 노인 일자리 사업 홍보 추진 · 시 도 노인 일자리 박람회 개최 · 사업 수행 기관 전담 인력 교육

표 2·2 정부 기관의 노인 일자리 관련 사업 → p082에 계속

기초 자치단체	· 시 · 군 구 노인 일자리 사업 추진 계획 수립 · 시 · 군 구 노인 일자리 사업 수행 전반에 관한 총괄 조정 · 사업 수행 기관 선정 및 수행 기관 사업 운영에 대한 관리 감독 · 노인 일자리 관련 사업 수행 기관에 대한 재정 행정 지원 · 노인 일자리 사업 지역 협의체 구성 · 운영 · 노인 일자리 사업 발대식 수행 · 참여자 통합 소양 교육 실시 지원(민간 수행 기관 연계) · 노인 일자리 박람회 개최 지원 등
사업수행기관	· 노인 일자리 사업 실행 계획 수립 시행 · 노인 일자리 사업 참여자 모집, 등록, 상담, 선발, 교육, 현장 투입 등 일자리 관련 제반 업무 수행 · 보수 지급, 근무 상황, 업무 확인 등 참여자 관리 · 정기 간담회 개최, 만족도 조사, 사업 자체 평가회 등 사업 관리 · 참여자 관리, 보수 내역 등에 대하여 각종 업무 지원 전산 시스템 활용

은퇴 후에도 일자리를 얻기 위해서 먼저 선행되어야 할 것은 은퇴 전의 사회적 지위를 잊는 것이다. 넓은 마음과 베푸는 서비스 마인드로 재무장하고 일자리에 대한 높은 기대감은 내려놓는 것이 좋다.

은퇴 후 자신의 경력과 관련된 일을 지속적으로 할 수도 있지만 특별한 경력이 없이 일을 구하려면 다음과 같은 일자리를 고려해보는 것이 좋다. 은퇴자들이 취업할 수 있는 일자리를 유형별로 보면 다음과 같다.

|1| 공익형 일자리

공익형은 지방자치단체의 고유 업무 영역 중에서 환경, 행정, 시설 관리 등 노인들에게 적합한 일자리를 맡기는 것을 말한다. 공익형 일자리는 공익성이 강한 일자리로 지역 사회 발전 및 개발에 공헌하는 장점이 있다. 이를 통해서 지자체는 노인 일자리 창출과 동시에 지자체의 행정 비용을 절감하는 효과를 가져온다. 뿐만 아니라 노인들 입장에서도 전문 기술이 없거나 많은 연령 등으로 인해 소외된 노인층에게 사회에 공헌할 기회를 제공함으로써 참여 노인의 자존감을 고취하는 효과가 있다.

구체적으로 공익형 일자리에는 거리환경 개선, 자연환경 보호, 교통질서 및 주차계도, 지역행정 조사, 지하철 이용질서 계도, 공공시설 관리, 사회복지 시설(생활시설에 한함)에 지원하는 일자리가 있다.

|2| 교육형 일자리

교육형은 특정 분야의 전문 지식이나 경험을 소유하였거나 전문 교육을 받은 자가 교육 기관 및 문화재 시설 등에서 피교육자를 대상으로 강의 또는 해설을 하는 일자리를 말한다. 교육형 일자리는 노인들 중에서 특정 분야의 전문 지식 및 경륜 등을 가지고 있는 노인들을 대상으로 사회에 기여할 수 있는 기회를 주고, 참여 노인의 전문 능력을 향상시켜 수요처에서 자발적으로 활용하도록 한다.

구체적으로 교육형 일자리는 평생교육의 확대와 함께 1~3세대 강사(1세대 노인이 3세대 청소년을 지도하는 강사), 노노 교육 강사(노인이 노인을 가르치는 강사), 문해교육 강사(한글을 모르는 사람을 대상으로 한글을 가르치는 강사), 학습도우미(학생에게 공부 방법을 가르치는 강사), 노후설계 전문 강사, 구연동화 강사, 은퇴설계사, 취미활동 강사, 체육(건강)활동 강사를 양성하여 파견한다. 또한 지역의 문화재 해설, 숲 생태 해설, 늪 해설, 섬 해설 등을 가르쳐 해설사로 자원봉사를 하거나 고용하는 일자리가 있다.

|3| 복지형 일자리

복지형은 돌봄이나 상담 등 전문 기술을 습득한 건강한 노인이 사회적 취약 계층을 대상으로 필요한 사회 서비스를 제공하는 일자리를 말한다. 복지형 일자리는 건강을 유지하고 있는 동안 지역 사회 내 다양한 취약 분야에서 사회 서비스 확충을 위해 기여할 수 있는 기회를 부여하여, 참여자의 자긍심 증진 및 서비스 이용자의 생활 안정을 가져오는 효과가 있다.

구체적으로 복지형 일자리는 거동 불편 보호자 돌봄 서비스, 사회복지(생활) 시설 이용자 돌봄 지원, 소외 계층 지원, (노인)가구 주거 개선, 아동 청소년 보호(상담, 선도활동 등), 문화 복지 사업 등의 일자리가 있다.

|4| 시장형 일자리

노인들이 공동으로 일정 수준 이상의 수익이 창출되는 다양한 업종의 사업단 운영을 통해 확보되는 일자리를 말한다. 시장형 일자리는 수익이 창출되는 경제 사회 활동에 종사하도록 지원함으로써 노인의 노후 자립심을 배양하며, 일정 기간(3년) 지원 후에는 매출 규모에 따라 인센티브 차등 지급 또는 독립 운영될 수 있도록 함으로써 예산 절감을 포함한 국가적 비용 절감 효과가 있다.

구체적으로 시장형 일자리는 식품 제조·판매, 특산물 제조·판매, 공산품 제조·판매, 공동 작업장 운영, 지하철 택배, 세차 및 세탁, 지역 영농 사업 등의 일자리가 있다.

|5| 인력 파견형 일자리

인력 파견형이란 수요처의 요구에 의해서 일정 교육을 수료하거나 관련된 업무 능력이 있는 사람이 해당 수요처에 파견되어 근무한 대가로 임금을 지급받을 수 있는 일자리를 말한다. 인력 파견형 일자리는 수요처에서 임금을 지급받을 수 있는 여건을 만들어 노인의 노후생활 보장을 지원하며, 업무 수행 능력 배양 등을 위한 일정 기간 교육 지원 후에는 파견 사업단별로 독립 운영될 수 있도록 함으로써 예산 절감 효과를 가져온다.

구체적으로 인력 파견형 일자리는 시험 감독관, 주유원, 주례사, 경비원, 가사도우미, 미화원, 식당보조원 등의 일자리가 있다.

이처럼 다양한 일자리가 주어지지만 정부가 제공하는 교육형, 공익형의 일자리를 가지려면 자신이 체득한 경험과 지식을 바탕으로 새로운 공부를 해야 한다. 그렇지 못하면 단순 노동형, 시장형 일자리, 복지형 일자리, 인력 파견형 일자리에 집중되는 경향이 있다.

6

친구는 삶의 보약

　직장인들은 직장에 다 걸기 때문에 업무와 관련된 동료나 선후배들이 인간관계의 전부가 될 수 있다. 그러나 직장을 떠나게 되면 일과 연관되어 있던 사람들을 사적인 관계로 만나기는 쉽지가 않다. 더욱이 은퇴하고 나서는 어쩌다 만남은 가질 수 있지만 지속적인 만남을 유지하기는 어렵다. 내가 논다고 해서 직장을 다니고 있는 친구나 후배들이 시간적으로 여유가 있는 것이 아니기 때문에 그들만을 바라봐서는 외롭기만 하다. 따라서 은퇴를 하고 나면 정서적인 유대감이나 취미를 같이 나눌 친구가 별로 없다.

　옛말에 '친구가 많을수록 장수한다'라는 말이 있듯 무료하고 답답한 시간을 보내는 데 가장 효율적인 것이 바로 친구를 만드는 일이다. 친구를 만드는 가장 좋은 방법은 가까운 복지관이나 문화센터 같은 곳에서 또래들이 많이 듣는 교육을 받는 것이다. 목적이 같고 공부하는 사람들의 생각은 건전하기 때문에 친구도 쉽게 사귈 수 있을 뿐더러 배우는 것이 취미가 되어서 동아리도 형성되어 잦은 만남이 이루어질 수 있고 인간관계를 잘 유지할 수 있다.

|1| 모든 비용 각자 지불하기

직장을 다닐 때는 여유 있는 사람이 밥도 사고 술을 사기도 한다. 그러나 은퇴하고 나서는 모두 경제적 상황이 좋지 못하기 때문에 선뜻 밥 사고 술을 사기는 어렵다. 좋은 친구들을 많이 만나고 싶다면 베푸는 일에 인색해서는 안 된다. 현재의 내 경제여건이 어렵지 않다면 자식들에게 재산을 많이 물려주려고 아끼지 말고 자주 밥을 사거나 경비를 대는 일도 중요하다. 또한 과거에 도움을 주신 선배나 상사로 모셨던 분들을 자주 찾아가서 가끔씩 작은 성의라도 베풀 줄 알면 언제든지 환영을 받을 수 있다. 그러나 대부분의 사람들은 현실이 여의치 않아 친구를 만나는 것도 꺼려지는 경우가 많을 것이다. 체면 문화에 익숙한 우리나라 사람들(특히 남자)은 밥을 얻어먹는 것에 자존심 상해하거나 기분으로 한턱 쏘고 나서는 후유증에 시달리면서 점점 모임에 참가하는 횟수를 줄여간다.

따라서 인정 없이 느껴지더라도 지금부터 과감히 모든 비용은 각자 지불한다. 부담감 없이 만나는 관계가 지속성을 가질 수 있다는 것을 명심해야 할 것이다. 그리고 또 하나 항상 사람들을 만나서 얻어먹으려 하거나 혜택을 받기만 하려고 한다면 친구 사귀기는 어렵게 된다는 것을 명심해야 한다.

|2| 말 줄이기

옛말에 '말이 많으면 쓸 말이 적다'는 말이 있다. 은퇴하고 나서는 이 말처럼 꼭 할 말만 간단히 줄여서 하도록 노력해야 한다. 노년이 되면 말이 없던 사람도 자신에 대한 말을 하고 싶어 한다. 은퇴 후에 사람들을 만나 보면 주로 현직에 있을 때 자신의 지위나 했던 일들을 이야기하고 싶어 한다. 문제는 주변에 있는 사람들이 이런 말을 한두 번들은 게 아니라는 점이다. 아무리 좋은 말이라도 자주 하면 가족도 싫어한다. 따라서 새로운 말이나 미래에 대한 이야기는 자주 해도 좋지만 과거 이야기, 특히 과거 지위에 대한 이야기는 다른 사람들에게 달갑지 않은 이야기라는 것을 염두에 두어야 한다. 남들에게 가장 만나고 싶은 사람이 되고 싶으면 남들이 이야기할 때 경청을 잘 해주고 거기에 대해서 긍정적인 반응을 보여주는 것이 좋다.

|3| 들어 주기

좋은 친구를 만나게 되면 자신의 이야기보다는 상대방의 이야기를 들어 주는 것을 많이 하면 좋은 관계를 오래 유지할 수 있다. 노년이 되면 말이 없던 사람도 자신에 대한 말을 하고 싶어 한다.

|4| 베풀기

좋은 친구를 오랫동안 만나려면 베푸는 일에 인색해서는 안 된다. 현재의 내 경제여건이 어렵지 않다면 아끼지 말고 자주 밥을 사거나 만남의 경비를 내주게 되면 좋은 만남을 오래 유지할 수 있다.

사회인들은 동료나 선후배들과 많은 인간관계를 가질 수 있지만, 노인이 되면 마땅하게 모임 아니면 친구를 만들 기회가 많지 않다. 노인이 되어서 친구를 만드는 가장 좋은 방법은 집에서 가까운 노인 복지관이나 문화센터 같은 곳에서 친구를 만드는 것이다. 그리고 노인 복지관이나 문화센터에서 운영하는 교육과정에 등록하여 교육을 받으면서 친구를 사귀는 것도 매우 좋은 방법이다. 일반적으로 공부하는 사람들의 생각은 건전하고 발전적 성향을 가지고 있기 때문에 좋은 친구가 될 수 있다.

7

여가 활용은 행복의 근원

레저(leisure 여가)의 어원은 원래 리케어(licere 자유로운 것)에서 파생하였다. 여가의 사전적 의미는 자유로운 시간, 일이 없어 남는 시간, 취미활동 등 여러 의미로 사용하고 있다. 따라서 여가는 '남는 시간에 즐거움을 얻기 위한 자유로운 시간'을 말한다. 여가생활은 노후에 남는 시간에 스스로 즐거움을 얻기 위해 하는 자유로운 활동을 하는 것을 말한다.

노후의 일상생활은 모두 자유로운 시간이니 그 자체가 곧 여가생활인 셈이다. 따라서 노후생활은 여가생활이 전부라고 해도 과언이 아니다. 그러나 아무 것도 하지 않고 무료한 시간을 보내게 되면 자연스럽게 본능이 발동하게 된다. 특히 할 일없으면 성적 욕구가 강해져서 무료한 시간을 성적 욕구를 해결하기 위해 성범죄를 저지를 기회가 생기게 된다. 반면에 여가생활에 몰두하다 보면 그만큼 성적 욕구가 생길 시간이 줄며, 성범죄에 노출될 확률이 줄어들게 된다.

|1| 노인들의 여가 실태

서울시가 조사한 '서울시민 여가문화 생활 통계'에 따르면 서울에 거주하는 60세 이상 시민이 주말과 휴일에 가장 많이 하는 여가활동은 TV시청(55.9%), 종교활동(13.2%), 여행(7.7%), 휴식(7.7%), 운동(5.4%), 문화예술관람(2.9%), 사회봉사활동(2.5%), 창작적 취미활동(2.4%), 운동 및 경기관람(1.3%) 순인 것으로 나타났다. 여기서 남성의 주된 여가활동은 TV시청 56.6%, 종교활동 9.4% 순이고, 여성은 TV시청 55.3%, 종교활동 16.5% 순으로 나타났다.

가장 희망하는 여가로는 TV시청 29.8%, 여행 27.7%, 종교활동 13.3% 순이었다. 남성은 TV시청 30.0%, 여행 27.6%, 종교활동 9.5% 순이고, 여성은 TV시청 29.6%, 여행 27.7%, 종교활동 16.6% 순으로 나타났다.

표 2·3 주말과 휴일에 가장 많이 하는 여가활동(단위 : %)

구분	TV시청	종교활동	여행	휴식	운동
비율	55.9	13.2	7.7	7.7	5.4
구분	문화예술	문화예술	봉사활동	취미활동	운동관람
비율	2.9	2.9	2.5	2.4	1.3

출처 : 서울시(2015). 서울시민 여가문화 생활 통계

다른 통계도 종합해보면 우리나라 65세 이상 노인의 여가활동을 보면 TV시청이 1위를 차지하고, 다음으로 수면, 가사, 사교, 가족과 함께 보낸다는 순으로 나타났다. 여행, 스포츠, 봉사활동 등으로 여가를 즐긴다는 응답자는 상대적으로 적게 나타났다. 그리고 노인들이 가장 많은 시간을 보내는 곳은 경로당이나 노인복지관으로 나타났다.

청주시에서 조사한 경로당에서 노인들이 보내는 여가활동은 오락(윷놀이, 화투 등)이 58%로 가장 많은 비중을 차지했고, TV시청은 15%, 스포츠 분야(게이트볼, 탁구, 헬스 등)는 23%, 교육분야(컴퓨터, 한글 등)는 6%로 활동이 저조했다. 또한 희망하는 여가로 여행 39%, 취미생활 30%, 문화생활 12% 순으로 쉬면서 즐길 수 있는 활동을 선호했다.

표 2·4 경로당에서 주로 하는 여가활동(단위 : %)

구분	오락	TV시청	스포츠	취미생활	문화생활
비율	58	15	23	30	12

출처 : 청주시청(2017). 경로당에서 주로 하는 활동 통계 자료

지금까지 나와 있는 한국 노인들의 여가활동 실태를 분석해보면 노인들의 가장 많이 하는 여가활동은 TV시청으로 나타났다. TV시청이 많은 이유는 학식과 건강에 관계없이 돈이 들지 않는 가장 절대적인 오락거리이기 때문이다. 노인은 젊은이에 비해 체력이 필요한 스포츠나 레크리에이션 활동 등의 참여율이 저조하고, TV나 오락으로 무

료하게 보내는 시간이 더 많은 것으로 나타났다. 그리고 여가시간의 활용은 노인 개인의 처지에 따라 다르며 대개 어느 정도 의 돈을 소비할 수 있느냐의 재정 상태에 따라 다르게 나타난다. 또한 젊은이에 비해 노인들은 사회활동이나 봉사활동 등 함께 즐기는 여가활동에 소극적인 것으로 나타났다.

|2| 노인들이 하기 좋은 여가활동

여가활동은 노년기의 생활 만족도나 삶의 행복감 등의 삶의 질을 추구하는 데 상당한 영향력을 미치고, 개인의 다양한 목적을 성취하게 하는 수단이 될 수 있기 때문에 궁극적으로는 노인들의 행복한 노후생활을 보내는 데 필수적이라고 할 수 있다. 실제로 노후의 여가활동은 사회적 역할 상실에 따른 고독감을 해소하고, 자기 존중과 자아정체성을 유지하며, 삶의 만족 등에 기여한다. 뿐만 아니라 노년기의 여가가 고독이나 소외감을 극복할 수 있는 방안이 될 수 있으며, 노년의 여가활동 요인들이 노인의 생활 만족도 및 심리적 안정감과 연결되어 결과적으로 행복한 노후의 생활하는 데 중요한 영향을 미친다.

노후를 행복하게 살기 위한 여가활동은 크게 다음의 일곱 가지로 나누어 볼 수 있다.

① 자원봉사형 : 타인을 도우며 삶의 의미와 보람을 느끼는 여가활동으로 자원봉사활동, 도우미, 문해교육사, 관광해설사 등이 있다.

② 취미형 : 스스로 좋아하는 여가활동을 선택하여 즐김으로써

성취감을 느끼는 여가활동으로 인터넷 활용, SNS 활용, 수집하기, 장기, 바둑, 화투, 사진, 그림 그리기, 당구, 포켓볼, 악기연주, 노래 부르기 등이 있다.

③ 학습형 : 새로운 것을 배우며 행복감, 만족감을 느끼고 지적 학습을 할 수 있는 여가활동으로 평생교육기관에서 학습하기, 관심 있는 분야 공부하기, 외국어 학습 등이 있다.

④ 관계지향형 : 가족관계 증진이나 친구와의 만남 등을 통한 사교적인 여가활동이다.

⑤ 건강관리형 : 신체적·정신적·사회적 건강을 지키는 여가활동으로 운동, 골프, 탁구, 게이트볼, 자전거 타기, 마라톤, 걷기, 등산, 국궁, 양궁, 스포츠댄스, 운동경기 관람 등이 있다.

⑥ 문화형 : 문화적인 욕구를 해결하기 위해서 하는 여가활동으로 신문·책읽기, 영화나 텔레비전 시청 등이 있다.

⑦ 여행형 : 국내나 해외를 여행하며 여가활동을 하는 것을 말한다.

노후에 행복한 여가생활을 위해서는 여가활동을 통하여 사회 심리적인 욕구를 만족시킬 뿐만 아니라 심신 건강을 증진하고 자아정체감과 자기효능감을 유지하며 삶의 만족을 높일 수 있어야 한다.

8

봉사하는 삶은 아름다워

은퇴 후 행복한 인생을 만드는 방법으로는 자원봉사 활동이 있다. 자원봉사는 어떤 일을 대가 없이 자발적으로 참여하여 돕는 것을 말한다. 자원봉사에 임하는 사람은 다양한 형태로 보상을 얻는다. 예를 들어 보람이나 경험 등 정신적 보상이나 교통비나 식사비, 소정의 활동비 등을 제공받는 금전적 보상이 있을 수 있다.

은퇴자들에게 있어 자원봉사는 적극적인 사회참여 계기가 되며, 무기력하고 의미 없는 삶에 활력을 줄 수 있고, 이로 인해 노인 자원의 적극적 활용 극대화를 이룰 수 있다.

노인복지법 제23조(노인 사회참여 지원)를 보면 "국가 또는 지방자치단체는 노인의 사회참여 확대를 위하여 노인의 지역봉사활동 기회를 넓히고 노인에게 적합한 직종의 개발과 그 보급을 위한 시책을 강구하며 근로 능력이 있는 노인에게 일할 기회를 우선적으로 제공하도록 노력하여야 한다"라고 되어 있다.

또한 "국가 또는 지방자치단체는 노인의 지역봉사활동 및 취업 활성화를 위하여 노인 지역봉사기관, 노인 취업알선기관 등 노인복지 관계기관에 대하여 필요한 지원을 할 수 있다"라고 되어 있다. 이에 따라 지방자치단체별로 지역에 맞는 자원봉사 프로그램을 개발하고 이에 따라 많은 수의 자원봉사자를 양성하여 활용하고 있다.

자원봉사가 개인에게 중요한 이유를 보면 다음과 같다.

- 개인적 능력을 활용하게 되어 생활의 의의나 보람을 느끼게 된다.
- 여가를 건전하게 이용하여 개인의 발전을 도모할 수 있다.
- 자원봉사자 간의 교류를 통하여 정보를 교환하고, 사회의식을 고취하여 봉사자 자신의 문제를 살펴보게 되어 자신의 문제 해결에 도움이 되게 한다.
- 사회문제 해결에 참여하여 전문적 지식을 증가시킬 수 있다.
- 자원봉사자 간의 연대 의식을 갖게 되어 지역사회의 소속감과 국민의식을 갖게 한다.
- 사회문제에 접근하고 치료하면서 사회나 국가에 대해 긍정적 견해를 갖게 된다.
- 사회복지시설·단체·지역사회 등 기존 사회복지 체계 변화의

중추적 역할을 할 수 있다.

노후에 자원봉사를 활성화하기 위해서는 우선적으로 일상적이고 주변적인 단순 노력 봉사활동이 아닌 자신의 전문적인 지식과 능력을 활용할 수 있는 분야를 개발하는 것이 시급하다. 뿐만 아니라 은퇴자 스스로 자원봉사단체를 결성하고 프로그램을 개발할 때 자원봉사는 더욱 의미가 있다.

최근 지역별로 이루어지고 있는 자원봉사 프로그램을 보면, 지역봉사지도원 위촉, 각종 복지서비스 수혜에서 제외되는 대상을 지원하는 프로그램, 민간 분야의 각종 기금으로 운영되는 프로그램이 있다.

은퇴 후에 자원봉사 일감을 찾기 위해서는 지역 자원봉사센터, 노인복지관, 사회복지시설 등에 등록하고 그 기관에서 시행하는 자원봉사 프로그램에 참여하는 것이 가장 쉬운 방법이다. 다음으로는 지역의 경로당, 사회복지관이나 노인복지관, 기타 노인단체나 자원봉사단체에서 이루어지는 일에 참여하는 방법이 있다.

그러나 자원봉사활동에 대한 보호, 보상 등 유인제도가 제대로 마련되어 있지 않아서 아직은 은퇴자들의 자원봉사활동 참여가 저조한 편이다. 따라서 자원봉사활동을 증진하기 위해서는 자원봉사활동 지원법을 제정하여 국가의 행정적, 재정적, 법적 지원이 있어 자원봉사활동을 위한 재원 확보, 자원봉사자의 상해보험, 건강검진, 봉사은행제 등 사회적 지원이 확립되어야 할 것이다.

9

배움의 끝은 없다

일일부독서 구중생형극(一日不讀書 口中生荊棘)라는 말을 아는 가? 이 글은 안중근 의사의 필체가 좋았고 거기에다 독특하게 수인 (手印)을 찍었기 때문에 강렬한 인상을 주는 글로 기억이 되고 있을 것이다. 대부분의 사람들은 이 글을 안중근 의사가 처음 쓴 말로 알 고 있지만 사실은 예전의 중국문헌에 나오는 말이다. 이 글에 대하여 일반적 해석을 할 경우에는 "하루라도 책을 읽지 않으면 입안에 가시 가 돋는다"라고 하지만 사실은 "하루라도 책을 읽지 않으면 남을 중 상 모략을 하기가 쉽다"라는 의미이다.

현대적으로 해석해 보면 우리가 하루라도 책을 통하여 인격적 수 양을 게을리하면 인격적 결함이 드러날 수 있다는 정도로 해석을 하 면 좋은 글귀이다. 나아가 이 의미는 하루라도 공부를 하지 않으면 이상하게 느껴질 정도로 공부를 꾸준히 하는 습관을 길러야 한다는 것을 의미한다.

우리는 학교 교육이 공부의 끝이라고 생각한다. 그래서 학교만 졸업하면 지긋지긋한 공부는 안해도 된다고 해방감을 느끼는 사람이 많다. 그래서 OECD국가에서 독서율이 가장 낮고 성인들이 공부를 안 하는 나라로 나타났다. 그러나 과연 공부를 안 하고도 세상을 살 수 있을까 그것은 결코 아니다. 새로운 가전제품이 나오면 매뉴얼을 놓고 사용 방법을 알아야 하며, 새로운 시대의 정책이나 법규의 변화를 모르면 불이익이 생기게 된다. 결국 공부를 평생해야 함을 의미한다.

L씨(62)는 20년간 9개의 학위를 받아 유명해진 분이다. L씨의 공부에 대한 새로운 도전은 마흔을 훌쩍 뛰어넘은 방송대 농학과 3학년에 편입하면서 시작됐다. 그 이후 지금까지 20여 년 간 그는 줄곧 대학생 신분이었다. L씨가 그 동안 방송대에서 졸업한 학과는 농학과, 국문학과, 행정학과, 법학과, 경제학과, 교육과, 경영학과, 환경보건학과까지 졸업해 8개 학과를 졸업하였고 고려대 심리학과를 졸업한 학위까지 합하면 모두 9개를 취득한 셈이다. 방송대는 들어가기는 쉬울지 몰라도 졸업하기는 쉽지 않다는 평을 듣고 있다. 그는 직장을 다니면서도 자기개발을 게을리 하지 않고 9개의 학위를 취득하여 방송대에서 L씨에게 '최다 학위 평생학습상'을 수여하였다.

그는 "덕분에 34년 동안 공직에 근무하면서 기업체 인사들과의 대화에서도 전혀 밀리지 않고 오히려 당당할 수 있었다"고 덧붙였다. 이같은 이력 때문에 '직업이 대학생'이란 말도 듣지만 L씨는 괘념치 않고 오히려 "지식이 없으면 살아남을 수 없다"며 평생학습사회의 신봉자임을 자처한다. 그는 "나이든 사람이 공부하지 않으면 젊은 사람에게 자리를 내줘야 한다"면서 "평생직장 개념이 사라진 평생학습사회에서 살아남는 길은 공부밖에 없다"고 말했다. L씨는 "산에 오르는 자만이 산의 정상에 오른 맛을 알 수 있듯이 배움의 기쁨을 알고 있기 때문에 평생 그 기쁨을 누리려고 하다 보니 이런 기록을 세우게 됐다"고 말했다. 석·박사학위 도전에 대해서는 깊이 공부하는 것은 학자들의 몫이라고 겸손해하면서도 "직장이나 사회에서 자기 자리를 지키기 위해서도 공부는 필요하다"고 말했다.

공부에 대한 찬미를 통하여 공부할 것을 선도하지 않더라도 세계는 빠른 변화를 요구하고 있기 때문에 우리는 공부를 평생해야 하는 시대에 놓여 있다.

세계 최고의 재벌로 컴퓨터 업계의 발전을 주도는 마이크로 소프트사의 회장 빌게이츠는 "생각의 속도만큼 빠르게 사회는 변하기 때문에 살아남기 위해서는 이제 속도전으로 향하지 않으면 안된다"고 말했다. 우리가 세계적인 정보통신 인프라를 갖게 된 이유도 급변하는 세계의 기술 세계에 속도전으로 적응했기 때문이다. 세계 최고의 정보통신 기술을 가졌다고 안주하기에는 이르다. 우리나라를 목표로

하여 가까운 일본이나 중국 서구 유럽에서는 급속하게 박차를 가하고 있기 때문이다.

오늘날 급변하는 세상에서 글로벌 국가로 거듭나기 위해서는 유목민이었던 징기스칸이 갖고 있던 강점인 개척정신과 속도전을 다시 회자하고 있는 것은 그러한 맥락이라고 볼 수 있다. 징기스칸은 세계를 정벌하기 위하여 유럽의 빈틈없는 보병전술을 따라잡기 위해서 말을 타고 화살을 날리는 전술을 몽고인들에게 학습하도록 생활화했다. 그래서 그들은 세계를 점령할 수 있는 강력한 힘을 얻게 되었던 것이다.

미래사회는 급속한 변화를 예고하고 있다. 불투명한 미래에 대처하기 위해서 우리는 지금, 변해야 산다는 것은 다들 인정하고 있다. 그러나 변하는 방향에 대해서 의견이 분분하다. 그러나 미래를 준비하고 그에 맞는 전략이 필요하고 전략은 그때그때의 상황에 맞게 전술로 바꿔야 한다.

전쟁에서는 전략이 싸움에서 목적을 달성하기 위한 방향이라면 전술은 상황에 따른 효율적인 운영 방법을 의미한다. 불투명한 미래에 대비하기 위해서는 우리는 학습이라는 큰 전략을 세우고 상황에 맞는 전술로 대처를 해나가야 한다. 학습이라는 전략아래 취업을 위해서는 취업에 맞는 지식으로 변화를 해야 하고, 풍요로운 삶을 위해서는 삶의 질을 향상시킬 수 있는 웰빙 지식이 필요하다.

그러나 우리가 미래를 대처하는 학습을 하지 않는다면 커다란 미래를 보지 못하고 오직 눈 앞의 문제를 해결하기 위한 전술만이 난무할 뿐이고 이러한 전술은 삶을 고단하게 하는 일이며, 삶을 쫓기며 사는 여유없는 인생을 만들어 낼 것이다.

이것은 미래에 대한 막연한 꿈을 꾸는 것이 아니라 평생 학습할 구체적인 밑그림을 그리자는 것이다. 우리 국민 개개인이 미래에 대한 준비로 학습하게 되면 비로소 어떠한 상황이 와도 국민 개개인은 대처할 수 있는 여유가 생겨 삶이 풍요로워질 것이다. 이런 식으로 국민 개개인이 자기계발 된다면 그 국가가 바로 선진국에 들어설 수 있다. 소크라테스는 진리에 대한 출발을 하려면 자신의 무지를 깨달아야 한다고 하였다. 우리가 미래에 대처하는 준비를 할 수 있는 것은 스스로 상황의 어려움을 깨달았을 때 가능하다.

세상이 너무 빨리 변하기 때문에 미래 시대에 생존하기 위해서는 평생 공부를 해야 한다.

⑩
행복한 인생을 위한
노후설계

노년기는 은퇴로 인해 인생에 많은 변화가 생긴다. 은퇴를 하게 되면 은퇴 전에는 잘 느끼지 못했던 어려움을 맞게 된다. 첫째, 경제생활을 그만두기 때문에 수입의 감소로 인한 경제적인 어려움이 생긴다. 둘째, 지속적인 노화현상으로 인해 신체 기능이 둔화되고 건강이 나빠진다. 셋째, 가족관계나 친구관계의 변화로 인한 어려움과 세상의 변화에 적응을 못하는 어려움을 겪게 된다. 넷째, 세상의 변화에 따라가지 못한다. 이러한 노년기에 겪는 네 가지 어려움을 '노인 4고(苦)'라고 한다.

노후준비(preparation foraging)는 노후에 찾아오는 '노인 4고'를 대비하는 것으로, 경제적 빈곤, 건강 약화, 고독, 사회적인 고립에 대비하여 준비하는 것을 말한다. 즉 평균수명이 증가함에 따라 길어진 노년기의 삶을 어떻게 영위해나갈 것인가를 고민하는 것이다. 행복한 노년기를 위해서는 미리 준비가 필요하다. 미리 준비가 되어 있으면 행복한 노후생활을 할 수 있지만, 준비되어 있지 않다면 고통스러운 노후를 보낼 수밖에 없다. 이러한 노후준비의 고민은 시간이 갈수록 심각해지고 개인적 차원을 넘어서 국가적인 이슈로 부상하고 있다.

노후준비의 목적은 노년기에 겪게 되는 여러 변화에 적절히 대응할 수 있도록 대비하는 것을 말한다. 노년기에 겪는 변화 유형에는 개인 및 노후 준비도에 따라 다양하게 구분된다. 노후준비 유형으로는 사람에 따라 신체적, 심리적, 경제적 준비로 구분하기도 하고, 생활 대책, 경제 대책, 주거 환경 대책, 취업 대책으로 나누기도 한다. 또는 가족관계, 사회관계, 경제적, 신체적, 여가 노후준비로 나눈다.

여기서는 경제적 빈곤에 따른 경제 대책, 건강약화로 인한 신체적 대책, 인간관계의 단절로 오는 고독 대책, 노후에 기거할 주거 대책, 노후의 많은 시간을 활용하는 여가 대책, 사회의 변화에 따라가지 못해 생기는 사회적인 고립 대책으로 나누어 보면 다음과 같다.

|1| 경제적 노후준비

경제적 노후준비는 노년기에 갖추어야 할 경제적 수준을 위해 합리적이고 실현 가능한 판단에 따라 노후자산을 마련하고, 경제적 독립성을 확보하기 위해 준비하는 정도를 말한다. 즉 경제적 노후준비는 노인이 되었을 때 자녀들로부터 경제적으로 자립할 수 있는 생활과 노화로 인한 질병을 치료하거나 의료복지시설을 이용할 수 있는 생활이 가능하도록 계획하는 것을 말한다.

노후에는 건강한 노후생활을 영위하고, 경제적 자립성을 확보하기 위해 필요한 자산 및 자원이 있어야 행복한 노후생활을 할 수 있다. 노후의 경제적 준비는 경제적 측면 외에도 건강관리, 심리적 안정감, 여가생활 등 생활 전반에 영향을 미친다. 실제로 경제적 궁핍은 의료관리 부족, 영양섭취 미흡, 여가생활 불능, 자존감 하락 등 생활의 다른 영역들까지 부정적 결과를 파생시키므로 경제적 노후준비를 노후준비 중에서 핵심이라고 보는 경향이 많다. 실제로 경제적인 노후준비가 되어 있지 못해서 병원비가 없어 병원을 못 간 채 아프게 노후를 마감할 수도 있으며, 먹고 싶은 것을 먹지 못하고 최소의 생계비로 살아야 할 수도 있다.

|2| 신체적 노후준비

신체적 측면에서의 노후준비는 건강을 위해 평소에 노력하는 것을 말한다. 사람은 누구나 노년기에 접어들면 신체적인 노화로 인해 신체구조 및 신체 내부의 세포 조직, 장기 등 신체 전반에 걸쳐 발달이 쇠퇴하게 되면서 신체 기능이 저하되고, 질병을 앓게 될 가능성이 높아진다. 또한 노년기의 건강 문제는 그 자체로도 문제지만 노후기간의 전반적인 삶의 만족도, 심리적, 정서적 안정감이나 고립감에 영향을 미친다.

건강의 악화 및 장애는 의료비 지출과 노동력 상실로 이어져 노년기 경제적 안정을 위협하는 주요 요인이 되며, 심리적으로 위축시키고 사회적 활동 범위를 축소시켜 고독감 및 무력감의 원인이 되는 등 노년기 삶의 여러 영역에 부정적 영향을 미친다. 노년기의 건강은 통상적으로 중년기부터 시작된 노화나 질병이 누적되어 노년기에 이르러 만성질환이 되므로 건강한 노후를 맞으려면 중년기 때부터 건강한 삶을 살아야 한다. 노년기에 건강을 잃으면 결국 의료비용의 지출이 증가하여 고통스러운 생활을 살게 된다.

|3| 고독 준비

현대사회의 급속한 사회 변화는 핵가족화 현상, 개인주의의 팽배 등을 일으켰으며, 이러한 현상들은 노인의 심리적 위축 및 소외 문제를 더욱 가중시키고 있다. 또한 직장에서 갑자기 은퇴하게 되면 갑작스러운 역할상실로 인해 소외감과 상실감을 느낄 수 있으며, 은퇴 후에는 가족과 친구들이 곁을 떠나가면서 소외감과 상실감을 느낄 수 있다. 이러한 소외감과 상실감은 노년기의 삶을 고독하게 만든다.

노년기에 겪는 소외감과 상실감 등은 여러 가지 정신건강상의 문제로 파생될 수 있는데, 보건복지부가 발표한 '노인실태조사' 결과에 따르면 노인 노인의 심리적 요인 특히 우울증은 노인 자살 사건 중 50~70%를 차지할 만큼 주요한 요인으로 작용하고 있는 것으로 나타났다. 또한 한국사회의 자살률을 살펴보면, 각 연령대 중 70대 이상 노인 인구의 자살률이 다른 연령대에 비해 높은 비중을 차지하는 것으로 나타났다. 이는 노인들의 자살 문제가 심각하며 아울러 정신건강이 중요함을 알 수 있다.

|4| 주거 준비

노인 인구의 급속한 증가에 따른 노인 주거 문제가 대두되고 있다. 급속한 산업화 및 도시화에 따라 맞벌이 부부가 급증하면서 가족 내 노부모의 부양 조건이 악화되고 있다. 따라서 노인들을 위한 주택, 아파트 등의 노인 주거 공간에 대한 관심과 욕구 역시 함께 증가하고 있는 추세이다. 노인들이 나이가 들어감에 따라 만성질환, 육체적·정신적 제약 등으로 인해 실버타운과 같은 노인 주거 시설에 대한 관심 및 의존도가 높아지고 있다. 이러한 범사회적인 고령화 현상에 대한 대비책으로 노후의 건강한 삶을 영위할 수 있는 노년층의 욕구와 취향에 맞는 주거 공간이 필요할 것이다.

특히 베이비부머 세대들은 대가족에서 핵가족화로의 변화를 겪으면서 자녀들을 분가시키고 향후 노후생활을 독립적으로 해야 하기 때문에 주거에 대한 준비가 있어야 한다.

|5| 여가활용 준비

한국의 중년세대는 성장을 목표로 하는 시대에서 열심히 살아왔고 그 결과 여가를 즐길 만한 여유와 경제적 능력을 지닐 수 있게 되었지만 어떻게 즐겨야 하는지 막막해하는 경우가 많다. 이는 시간과 여유를 활용하고 즐기는 여가생활을 즐기는 습관이 형성되어 있지 않았기 때문이다.

은퇴 후 노년기는 일을 하지 않으면 시간적인 여유가 많이 생긴다. 이러한 시간을 효과적으로 사용하는 방법은 여가를 활용하는 것이며, 여생을 행복하게 사는 방법이다. 그러나 현직에 있을 때도 여가를 즐기는 방법을 모른다면 은퇴 후에는 더욱 여가를 즐기기가 어렵다. 따라서 은퇴 전에 은퇴 후 노년기의 여가를 활용하기 위하여 준비를 해야 한다.

|6| 사회변화에 따른 적응 대비

사람은 나이가 들수록 세상의 변화에 둔해져 가는데 특히 노년기로 접어들수록 변화에 익숙하지 못하게 된다. 점차 세상의 변화를 따라가지 못하면 불편한 생활을 감수하거나 사회로부터 격리가 된다. 따라서 노년기에도 세상의 변화를 받아들이고, 대비해야 한다. 은퇴하기 전에 세상의 변화에 대처하기 위한 교육을 듣거나 자기 계발하는 습관을 갖는 등 준비를 해야 한다.

3장
건강을 지키는 운동

① 노화로 인한 신체의 변화

노화는 누구에게나 예외 없이 나이가 들면 찾아오는 자연스러운 현상이다. 나이가 들수록 생체 내에서 노화는 지속적으로 진행하고, 신체의 각 부분들이 기능 저하를 가져온다. 노화에 나타나는 생물학적 특성을 보면 다음과 같다.

- 소화기능 : 나이가 들면서 침의 분비, 위액, 소화효소가 감소하며 이는 칼슘과 철과 같은 무기질의 분해와 흡수를 어렵게 하여 골격계 질환을 가져오거나 빈혈이 증가한다.
- 혈액순환기능 : 고혈압, 동맥경화증, 뇌졸중 등이 나타난다.
- 호흡기능 : 폐에 들어와서 순환되지 않고 남아 있는 호흡의

양이 점점 증가하여 폐 등 호흡기 질환의 주된
원인이 되기도 한다.

- 기초대사기능 : 기초대사율은 감소하고 탄수화물 대사율은
증가한다. 이것은 인체 내부에 당분이 적절
히 유통되지 못하고 혈액에 정체되어 남아
당뇨병의 원인이 된다.

- 신장기능 : 인체 내의 수분과 전해질의 균형, 산과 염기의
평형, 체내 노폐물의 배설 등을 담당하는 기능
이 저하된다.

- 비장기능 : 당을 조절하는 인슐린의 생산 저하를 가져옴으
로써 노인성 당뇨병의 발생률을 증가시킨다.

- 간과 담낭기능 : 간세포가 줄어들어 간의 질량이 낮아지고,
재생력이 감소하며, 담즙을 구성하고 있는
성분들의 고형화로 담석증에 걸릴 가능성
이 높아진다.

- 수면 : 불면현상이 나타나는데 불면은 노년기의 우울증이나
신경증, 죽음에 대한 공포 등 심리적 문제로 인해 발
생하기도 한다.

- 방광기능 : 산성성분과 요소성분의 감소에 의해 야뇨현상이
나 방광염을 유발한다.

- 생식기능 : 여성은 폐경, 남성의 경우는 생식능력을 상실한다.
- 피부 : 신진대사의 약화로 인해 세포분열이 느려져서 상처의

치유속도가 늘어지며, 피부의 신경세포와 혈관이 감소하여 체온 조절력이 감소한다.

- 골격 : 뼈가 약해지고 골다공증이 발생한다.
- 근육 : 근육이 약화된다.
- 신장과 체중 : 신장과 체중이 줄어든다.
- 치아 : 이가 점차 빠진다.
- 시각기능 : 40세 이후부터 동공 근육의 탄력성이 약화되고 수정체 내부의 섬유질이 증가하여 근거리를 보기 어렵고 시각이 흐려지는 노안이 발생한다.
- 청각기능 : 50세 전후 난청현상이 나타나기 시작한다.
- 미각기능 : 40세 이후부터 서서히 미각 세포가 감소하다가 60세 후반부터 감소현상이 증가하고 70세경에 되면 단맛과 짠맛을 점차 느끼지 못한다.
- 통각기능 : 질환을 파악하는 능력, 질환의 고통을 감지하는 능력이 떨어진다.
- 촉각기능 : 피부의 노화에 따라 촉각 기능이 저하된다.
- 후각기능 : 후각과 폐의 기능이 약화될수록 후각 기능이 떨어진다.

노화는 정상적으로 나이를 먹어감에 나타나기도 하지만, 병에 걸리거나 강력한 스트레스에 시달려도 급속하게 시작된다. 실제로 당뇨병이나 관절염은 유전이나 생활양식에 기인하여 이루어지는 질병에 의한 노화이다.

노화 기준은 과거에는 주로 생물학적인 부분을 이야기하여 나이만 많으면 늙었다고 하였다. 그러나 요즘은 나이는 먹었지만 같은 나이에 비해 젊어 보인다고 하는 것이나, 나이는 젊은 데 나이보다 늙어 보인다고 하는 것을 보면 노화를 무조건 생물학적 변화로만은 설명할 수 없다.

실제로 60세인 사람이 45세와 같은 신체 연령을 가질 수도 있고, 그 반대로 45세인 사람이 80세 노인의 신체 연령을 가질 수도 있다. 또한 나이가 들었지만 젊게 꾸미고 다니는 사람이 있는 반면 나이는 젊은데 노인처럼 하고 다니는 경우가 있다. 따라서 노화의 기준은 생물학적인 변화 이외에도 심리학적인 변화 및 사회적 변화 과정까지를 다 포함한다.

심리학적인 변화는 마음으로 노화를 느끼는 현상을 말한다. 즉 생물학적인 노화가 이루어지더라도 심리적인 노화가 이루어지지 않으면 젊게 살 수 있지만, 심리적인 노화가 찾아오면 생물학적인 노화가 늦더라도 더욱 늙어 보이기도 한다. 실제로 심리적으로 노화가 이루어지면 몸과 마음이 더욱 쇠잔하고, 초췌해지면서 더욱 무기력해진다.

사회학적인 노화는 사회에서 직업적, 생산적 활동으로부터 은퇴하면서 새로운 삶을 조정해가는 과정을 말한다. 사람이 은퇴를 하면 생활 습성의 변화가 생기므로 기상과 취침 시간의 변화, 교통수단의 변화, 식사 장소와 습성의 변화, 만나는 사람들의 사회적 계층 변화가 생긴다. 따라서 사회학적 노화는 우울증, 소외와 고독감, 무력감, 정서의 불안 등을 가져올 수 있다.

②

건강하려면 운동을 해야 한다

사람은 나이가 들수록 여러 가지 원인에 의한 스트레스와 환경오염, 신체적 활동 감소로 건강 위험이 점차 증가한다. 또한 가사 노동의 기계화에 따른 운동 부족, 영양의 편중 노화로 인한 체력 감소는 저항력을 감소시켜 신체 기능을 원활하지 못하게 하는 등의 문제를 일으킨다.

세계보건기구(WHO)가 제시하고 있는 지적, 정서적, 의지적 건강을 포함한 포괄적 건강관리는 건강운동뿐이다. 의사들도 몸의 노화를 지연시켜주는 데는 운동만큼 효과적인 것이 없다고 한다.

오늘날 노인들에게 체력증진에 따른 건강관리 정보는 이미 많이 알고 있고, 매스컴을 통하여 수시로 알려주고 있다. 따라서 노후에 건강한 삶을 살기 위해서는 규칙적인 운동과 생활습관이 필요하다는 것도 잘 알고 있다. 그러나 운동의 필요성과 효과를 잘 알면서도 실천하려는 노력이 부족하다. 따라서 건강한 노후를 위해서는 꾸준히 실천할 수 있는 신체적 운동이 매우 중요하다.

결국 노화 현상을 줄이고 건강을 유지하며 체력을 증진시키기 위해서는 끊임없이 건강 운동 프로그램에 참여하거나 지속적으로 하려는 의지가 절대적으로 필요하다.

노인들의 건강관리에서도 가장 취약한 부분은 운동 부족으로 생기는 약한 근력이다. 노인들의 인체는 적당히 사용하면 그 기능을 유지하고 향상시킬 수 있지만, 사용하지 않으면 급속하게 퇴화되고 약해진다.

노후에 근력을 강화하는 운동에는 팔굽혀 펴기, 앉았다 일어서기, 윗몸일으키기, 다리 올렸다 내리기 등 관절을 중심으로 굽히고, 펴는 운동이 좋다. 노년기에는 노화로 신체기능이 현저하게 떨어지기 때문에 지속적으로 움직이는 것 자체가 근력을 강화하는 운동이 될 수 있다.

노후에 건강을 유지하기 위해서는 중년기부터 유연성이나 근력, 심폐지구력을 증진시켜 주는 걷기, 달리기, 수영, 자전거 타기, 마라톤 같은 유산소 운동이 좋다. 유산소 운동은 몸 안에 최대한 많은 양의 산소를 공급시킴으로써 심장과 폐를 튼튼하게 하며 혈액 순환과 혈관 기능을 향상시키고 비만과 고혈압이나 동맥경화, 고지혈증, 당뇨병, 심장순환계 질환을 예방하는 데도 매우 효과적이다. 또한 알츠하이머 질환, 파킨슨병 같은 퇴행성 뇌질환의 발병 위험도 낮춘다. 특히 고혈압 환자가 규칙적으로 운동을 하면 혈압이 저하될 뿐만 아니라 혈중 중성지방 수치를 낮추고, 몸에 좋은 HDL-콜레스테롤 수치를 높인다.

하지만 아무리 몸에 좋은 유산소 운동도 잘못된 방법으로 하면 오히려 해가 될 수 있다. 운동을 하려면 처음에는 격렬한 운동보다는 낮은 강도로 걷기, 달리기, 수영, 자전거 타기 등 몸에 무리가 적은 운동으로 시작하여 자신의 몸 상태에 맞고 좋아하는 운동을 선택해야 꾸준히 할 수 있다.

한꺼번에 몰아서 운동할 때 가장 큰 타격을 입을 수 있는 부위가 무릎이다. 평소 운동을 하지 않아 관절이나 근력이 약한 상태에서 살을 빼기 위해 갑자기 달리기를 한다든지 주말 등산이나 마라톤 등 과한 운동을 충분한 준비 없이 하면 관절에 충격이 가해지기 때문에 무릎에 크게 무리를 줄 수 있다. 특히 무릎은 우리 몸에서 가장 많은 하중과 충격을 견디는 관절로 다른 관절에 비해 체중의 영향을 많이 받는다.

③
알고 해야 도움이 되는
운동방법

건강을 높이는데 가장 효과적인 방법이 운동이다. 운동이라고 해서 과격한 운동만이 운동이 아니라 일상생활 속에 있어서의 간단한 운동도 스트레스에는 아주 효과적이다. 운동은 육체적으로도 건강하게 할 뿐만 아니라 정신적으로도 건강하게 해주는 역할을 하기 때문이다.

운동을 하게 되면 스트레스에 빠져있다가도 활동적인 행동을 함으로 인해서 신체적으로 활달해지면서 몸의 상태가 좋아지게 되고, 정신을 다른 곳에 돌릴 수 있어서 정신적인 상태를 건강하게 회복할 수 있게 된다. 그래서 운동을 통하여 건강을 지키는 운동요법은 우리가 행복하게 살기 위해서 아주 중요하다.

운동요법이란 신체의 운동을 통하여 질병이나 그 후유증을 치료하는 방법을 말한다. 노인들에게 운동요법은 신체의 구조 및 기능의 저하를 예방하고, 질병이나 손상된 기능을 회복하고, 체력을 개선하여 치매에 도움이 되는 것으로 알려져 있다.

운동을 통해서 얻을 수 있는 심리적, 신체적 효과는 매우 다양하다. 운동의 효과를 보면 다음과 같다.

- 운동은 자발적 참여로 협동정신을 향상시켜 준다.
- 운동은 친목 도모의 효과가 있어 소외와 고독에서 벗어나게 해준다.
- 운동은 심신의 피로 및 휴양에 효과적이다.
- 운동은 스트레스 해소와 단조로운 생활에서 벗어나게 해준다.
- 운동은 자신감 향상, 심리적 안정감을 준다.
- 운동은 건전한 여가 선용을 가능하게 해준다.
- 운동은 순발력, 지구력, 근력, 협응력, 평형감각 등의 신체적 건강이 이루어진다.
- 운동은 집중력, 기억력 증진, 시공간지각능력 증진, 청력·시력 등을 향상시킨다.
- 운동은 심폐기능이 향상된다.
- 운동은 인지기능의 손상 및 치매 발병률이 낮아지고, 혈압, 당뇨, 고지혈증 등의 만성질환들이 치료 또는 예방된다.

- 매일 20~30분의 규칙적인 운동은 인지기능 감소를 지연시킬 뿐 아니라, 인지장애와 치매의 진행과정 또한 늦추는 효과가 있다.
- 유산소 운동은 노인의 우울 증세를 호전시킨다.
- 운동은 노인의 근력을 강화시켜 준다.
- 운동은 노인의 뇌혈관의 손상 위험을 줄여준다.
- 운동은 심혈관 기능을 개선시키고 뇌 혈류량을 증가시켜 전두엽의 위축 및 퇴화로 인한 인지기능 장애를 예방한다.
- 운동 부족으로 이완되어 있는 근육은 탄성을 유지시킨다.
- 고도로 긴장되고 피로해져 있는 정신기능을 완화시켜, 머리를 맑게 해준다.
- 자신감이나 행복감을 높여 준다.
- 기억력을 향상시켜 준다.
- 운동을 하면서 만나는 대인관계를 통해 활기찬 생활을 할 수 있다.
- 운동을 할 때 잡념이 없어지고, 운동 후의 정신과 육체의 상쾌함과 즐거움을 준다.

건강을 높이기 위한 운동에는 산책이나 조깅, 수영, 에어로빅, 자전거타기, 테니스, 볼링, 미용체조, 요가 등이 좋다. 그러나 운동방법이 틀리면 오히려 몸의 상태를 무너뜨리거나 심하면 건강을 해치는 경우가 생기기 때문이다. 건강을 높이기 위하여 운동을 하고자 한다면 운동을 하면서 유의해야 할 안전지침이 몇 가지가 있는데 다음과 같다.

|1| 점진적으로 해야 한다

운동이 스트레스 해소에 도움이 된다고 처음부터 무리한 운동을 하게 되면 오히려 신체에 무리하게 작용할 수 있다. 따라서 운동을 처음 시작하는 사람은 가벼운 운동으로부터 시작하여 어느 정도 몸에 익게 되면 일정한 시간을 가지고 운동량을 늘리는 것이 좋다. 운동을 전혀 하지 않던 사람이 갑자기 운동을 심하게 하면 온몸이 결리거나 아프게 되어 오히려 건강을 잃게 되는 경우가 있기 때문이다.

운동을 처음 시작하는 사람은 가벼운 걷는 운동이나 자전거 타기 등 안전하고 쉬운 운동부터 서서히 시작한다. 나중에 어느 정도 적응이 되면 조금 운동량이 많은 수영이나 달리기와 같은 운동으로 발전시키는 것이 좋다.

|2| 가벼운 몸 풀기부터 해야 한다

사람의 신체는 바로 급격한 운동으로 전환하기 위해서 일정한 준비기간이 있어야 한다. 따라서 반드시 운동을 하기 전에는 충분한 사전연습을 해야 한다. 사전 몸풀기를 통해서 신체가 운동을 받아들일 수 있는 기회를 주어야 하며, 마찬가지로 운동이 끝난 후에도 사후 풀기운동을 포함하는 것이 좋다. 운동이 스트레스 해소에 효과적이라고 해서 한꺼번에 많은 운동량을 너무 성급하게 진행하거나 자신의 한계를 인식하지 못하게 되면 오히려 운동에 의한 역효과로 고통을 받게 된다.

|3| 목적을 가지고 해야 한다

사람들은 운동을 하다보면 남들과 경쟁력을 하려고 하거나 과도한 목표를 달성하기 위하여 지나친 운동을 하게 되는 경우가 있다. 이러다 보면 운동은 스트레스를 해소하기 위한 운동이 오히려 운동을 하기 전보다 더 많은 긴장을 일으키고 보다 많은 스트레스를 가중시키는 결과를 초래 하게 될 뿐만이 아니라 건강에도 좋지 못한 결과를 가져오게 된다. 따라서 운동을 하려는 목적을 즐거워지기 위해서 한다는 생각으로 하는 것이 좋다.

|4| 반복적으로 계속해야 한다

운동을 하지 않던 사람에게는 간단한 운동도 스트레스에 좋지만 운동을 지속적으로 했을 때 효과가 더욱 좋다. 운동을 하지 않던 사람에게는 우선 적은 운동량부터 시작하는 것이 좋다. 어느 정도 운동에 익숙해지더라도 조금씩 운동량을 늘려야지 한꺼번에 많은 운동을 간헐적으로 하는 것은 오히려 운동 자체가 자신의 신체에 스트레스를 줄 수 있다. 또한 운동을 지속적으로 하지 않고 몰아서 한꺼번에 하게 되면 운동의 효과는 줄어든다. 아무리 단련된 신체라 하더라도 그 단련을 중지한다면 체력의 저하는 피할 수 없기 때문이다.

현대인들은 바빠서 실제로 운동할 만한 시간적, 정신적 여유가 없는 사람이 많다. 그러다 보면 운동을 평일에는 못하고 주말에 몰아서 4~5시간 하는 경우가 많다. 그러다 보면 경직되어 있던 몸이 갑자기 운동을 과하게 하다 보면 오히려 몸에 무리가 가는 경우가 생긴다. 따라서 운동을 하려면 매일 꾸준히 한다는 것이 중요한데 일주일에 적어도 3~4일 이상, 한 번에 적어도 20~30분 정도씩 규칙적으로 하는 것이 좋다.

|5| 자신의 특성에 맞는 운동을 선택해야 한다

자신의 신체적 특성이나 건강상태에 맞는 운동을 선택해야 한다. 단순하게 남들이 좋다고 하는 운동을 따라 하다보면 자신에게 맞지 않는 운동이 되어서 오히려 신체의 한쪽에 무리를 주거나 결과적으로는 건강에 무리가 갈 수 있게 된다. 예를 들어 간단하게 걷는 운동만 해도 될 사람이 남들이 골프를 치는 것이 좋다고 하여 골프를 갑자기 시작하면 그 동안 쓰지 않았던 근육들을 사용하게 됨에 따라 오히려 허리가 결리는 경우가 발생하게 된다.

따라서 자신에게 맞는 운동을 찾아서 하는 것이 중요한데 운동의 양은 어떤 종목이건 숨이 약간 차고, 땀도 약간 나면서 몸도 후끈거리는 정도가 가장 적당하다.

건강유지를 위해 필요한 체력

건강을 위하여 필요한 체력을 보면 다음과 같다.

|1| 근력

근력이란 근육이 한 번에 최대로 낼 수 있는 힘을 말한다. 힘을 기른다는 것은 근력을 향상시킨다는 것을 의미한다. 노인에게 있어서 근력은 일상생활에서 전반적인 신체활동을 자유롭게 할 수 있게 해주고, 각종 질병에 대한 저항력을 키워주어, 건강하고 활기찬 생활을 할 수 있게 해준다.

노인들의 근력을 높이기 위해서는 기어가기, 버티기, 밀기, 끌기, 걷기, 뛰기, 밀기, 당기기, 무릎 들어올리기, 계단 오르기, 팔굽혀 펴기, 장애물 넘기 등이 효과적이다.

|2| 지구력

운동을 지속하는 능력에는 근지구력과 전신지구력이 있다. 근지구력은 저항에 대하여 반복하여 힘을 내는 것, 또는 수축을 지속적으로 할 수 있는 능력을 말하며, 전신지구력은 격렬한 전신운동을 장시간 계속하는 능력을 말한다.

노인은 급격한 운동이나 부하가 강한 운동을 장시간 계속하게 되면 운동 직후의 심박 수가 오히려 안정 시의 심박 수보다도 감소하기 때문에 항상 무리가 되지 않도록 주의해야 한다.

노인들의 지구력을 높이기 위해서는 매달리기, 턱걸이, 밀기, 끌기, 버티기, 오래 걷기, 계단 오르기, 놀이, 율동, 수영 등이 효과적이다.

|3| 유연성

유연성이란 몸의 균형을 잡거나 바른 자세를 취할 때뿐만 아니라 운동을 수행하는 데 크게 작용하는 체력요소를 말한다. 유연성은 몸을 비틀고, 굽히고, 돌리고, 숙이는데 근육을 부드럽고 효율적으로 움직이는데 필수적이다.

유연성이 생기면 근육에 탄력이 생기며, 관절의 가동범위가 확대되어 할 수 있는 운동이 증가하게 된다. 노인들의 유연성을 높이기 위해서는 의자에 앉아 다리 올리기, 의자 잡고 상체 굽히기, 팔 굽혀서 펴기, 벽 잡고 다리 굽히기, 몸을 앞·뒤·옆으로 굽히기, 몸을 흔들거나 비틀기, 체조 등이 효과적이다.

|4| 순발력

순발력이란 근력을 단시간에 최고로 발휘하는 능력이다. 순발력은 근력, 근지구력과 함께 운동수행에 관여하는 중요한 근기능이다.

노인들의 순발력을 높이기 위해서는 지그재그 걷기, 들어올리기, 장애물 넘기, 줄넘기, 몸 평형잡기, 공 던지기, 게이트 볼 등이 효과적이다.

|5| 민첩성

민첩성이란 신체의 일부 또는 전체를 신속하게 움직이든가 방향을 바꾸는 능력을 말한다. 노인기는 민첩성이 떨어지는 시기로 자신의 몸을 신속하고 능률적으로 통제할 수 있는 능력을 갖게 된다.

노인들의 민첩성을 높이기 위해서는 작은 출입구 빠져나가기, 발을 재빨리 차올리기, 제기차기, 신속히 눕고 일어서기, 지그재그 걷기, 게이트 볼 등이 효과적이다.

|6| 평형성

평형성이란 신체의 균형을 유지하는 능력을 말한다. 평형감각을 발달시킴으로써 바르고 좋은 자세를 유지시킬 수 있으며 안정된 동작으로 운동에 참여할 수 있게 된다.

노인들의 평형성을 높이기 위해서는 평균대 걷기, 긴 줄 걷기, 한발로 서기, 징검다리 걷기 등이 효과적이다.

⑤
몸에 좋은 유산소 운동

건강을 유지하는데 가장 좋은 운동은 과격한 운동보다는 유산소 운동이 효과적이다. 유산소 운동이란 운동을 하면서 숨이 차지 않으며 큰 힘을 들이지 않고도 할 수 있는 운동을 말한다.

반면에 무산소 운동은 강도가 높아 장시간 할 수 없기 때문에 노인들이 하기에는 별 도움이 되지 않는다. 특히 체력이 약한 사람이나 처음 운동을 시작하는 사람들에게 격한 무산소 운동을 시키게 되면 운동을 싫어하게 하는 역효과를 낼 수 있다.

유산소 운동은 무리하지 않게 우리 몸 안에 최대한 많은 양의 산소를 공급시킴으로써 심장과 폐의 기능을 향상시키고, 특히 혈관조직을 강하게 만드는 혈관성 치매 예방에 효과가 있다.

또한 유산소 운동은 운동 중에 필요한 에너지를 유산소적인 대사 과정을 통해서 생성하여 오랜 시간 운동을 지속할 수 있기 때문에 건강 유지에 효과적인 운동이다

유산소 운동을 장기 동안 규칙적으로 실시하면 운동 부족과 관련이 높은 고혈압, 동맥경화, 고지혈증, 허혈성 심장질환, 당뇨병 등의 성인병을 적절히 예방할 수 있을 뿐만 아니라, 치매 예방과 노화 현상을 지연시킬 수 있다.

노인들에게 맞는 유산소 운동에는 걷기, 빨리 걷기, 가볍게 달리기, 에어로빅, 게이트볼, 에어로빅 등이 여기에 속한다.

|1| 걷기

걷기 운동은 가장 강도가 낮으면서 대표적인 손쉬운 운동이다. 그리고 언제나 어디서나 혼자서 할 수 있는 경제적인 운동이다. 만보기를 이용해 걷기 운동을 하면 효율적인 체력관리에 도움이 된다. 걷기는 처음에는 천천히 시작하여 어느 정도 익숙해지면 속도를 빨리하여 걸어서 땀이 날 정도로 뛰어야 한다. 정해진 시간 동안 뛰기를 마치면 바로 멈추기 보다는 속도를 낮추어서 숨이 편해질 때까지 걷는 것이 좋다.

걷기로 성인병이나 비만을 예방하기 위해서는 하루 300kcal를 소모시켜야 하는데 이는 시간으로 환산하면 2시간을 걸어야 하며, 운동량을 걸음 수로 환산하면 약 1만 걸음에 해당한다.

|2| 줄넘기

줄넘기의 장점은 운동량이 풍부하고, 열량소비가 많으며, 균형잡힌 몸매와 건강미를 얻게 된다. 상하운동으로 뼈와 뼈 사이에 있는 성장판이 자극되어 키가 크는데 도움이 된다. 단점은 고도비만의 경우 관절에 체중으로 인한 부담을 줄 수 있다. 줄넘기로 운동 효과를 보려면 처음에는 천천히 하다가 어느 정도 익숙해지면 빠르게 줄넘기를 해야 하고 땀이 날 때까지 해야 한다. 줄넘기로 하루 300kcal를 소모시키려면 40분을 해야 한다.

|3| 달리기

달리기는 가장 짧은 시간에 높은 운동효과를 내면서 실내외 어디서나 혼자서 할 수 있는 운동이다. 운동요법이 성공하지 못하는 경우는 대부분 번거롭고 운동 전후 절차가 복잡하고 시간이 많이 걸려 오랫동안 규칙적으로 실천하지 못한 경우가 많다. 러닝머신을 이용해서 제자리 달리기 운동을 하는 것도 좋은 방법이다. 달리기는 처음에는 천천히 걷기부터 시작하여 어느 정도 익숙해지면 속도를 내어 달려서 땀이 날 정도로 걸어야 한다. 정해진 시간 동안 걷기를 마치면 바로 멈추기 보다는 속도를 낮추어서 숨이 편해질 때까지 걷는 것이 좋다. 달리기로 하루 300kcal를 소모시키려면 30분을 달려야 한다.

|4| 자전거 타기

자전거 타기는 대부분 지면에서 수행하는 다른 운동에 비해 체중의 무게를 최소화하여 무릎이나 관절에 부담을 주지 않아도 된다. 또한 운동의 강도나 시간을 원하는 상태로 쉽게 조절할 수 있고, 실내에서 타는 자전거는 궂은 날씨에도 운동을 할 수 있는 이점이 있다. 자전거 타기도 처음에는 천천히 시작했다가 속도를 내서 땀을 흘릴 때까지 타다가 천천히 타야 효과가 있다. 자전거 타기로 하루 300kcal를 소모시키려면 1시간 30분을 타야 한다.

|5| 수영과 수중운동

수영과 수중운동은 걷기보다 열량을 많이 소비하는 운동이지만 부력효과로 지상에서의 운동에 비해 체중 부하로 오는 관절의 부담을 적게 받는다. 근육과 심장에 좋으며, 폐기능을 증진시킨다. 수영으로 하루 300kcal를 소모시키려면 40분을 수영해야 한다.

|6| 에어로빅

에어로빅은 기초체력 단련을 위한 동작에 춤과 음악을 곁들여 흥미가 있다. 에어로빅은 심장이 강화되고 체중 감량, 근육 강화 등의 효과가 있고, 특히 복부, 엉덩이, 대퇴부위의 군살을 빼고 탄력 있고 윤기 있는 근육으로 만드는 데 적합한 운동이다.

|7| 훌라후프

훌라후프는 지름 1m의 플라스틱제 원으로서, 안에 들어가 몸을 흔들어 그 후프가 땅에 떨어지지 않고 계속 돌게 하는 놀이다. 훌라는 하와이의 훌라춤, 후프는 테를 뜻하며, 1960년을 전후하여 세계적으로 크게 유행한 바 있다.

훌라후프는 복부 운동에 효과적이며 장 기능을 향상시켜 주어 노폐물 배출에도 효과적이다. 특히 실내에서 하기 편하며, 훌라후프를 이용한 운동 시 손을 같이 움직여 주면 운동 효과는 더욱 높아진다. 훌라후프에 돌기가 있는 제품이 더 복부 지압효과가 있어서 운동에 더욱 효과적이다. 훌라후프를 하루에 1시간씩 하면 210cal를 소모할 수 있다.

6

몸에 활력을 주는 스트레칭

스트레칭은 몸을 곧게 쭉 펴서 근육이 늘어나는 느낌을 느끼며 수행하는 운동을 말한다. 부상방지와 체력단련 및 피로 회복 등을 목적으로 하며, 이와 함께 신체의 균형을 유지하여 몸에 활력을 주기 위해서도 필요한 운동이다. 그리고 관절이 움직일 수 있는 가동범위를 넓히고 향상시켜 몸의 유연성을 향상시켜 준다.

스트레칭을 통하여 몸의 기능을 향상시키고 싶다면, 규칙적이고 지속적으로 이루어져야 한다. 그리고 스트레칭도 운동 강도가 점진적으로 높아지도록 구성하는 것이 필요하다. 많은 사람들이 스트레칭을 준비운동이나 정리운동 정도로 간주하는 경향이 있지만, 유연성 향상이나 근육의 경직 해소를 위해서는 적어도 주당 3회 정도는 꾸준히 수행해야 한다. 스트레칭을 할 때는 통증이 생길 정도로 심해서는 안 된다. 유산소 운동 전후의 준비 운동과 정리운동에 포함시키면 효과적이다.

스트레칭으로 하루 100kcal를 소모시키려면 30분을 해야 한다. 주 3회 실시하고 통증이 생길 정도로 과하게 해서는 안 된다. 걷기나 계단 오르기로 생길 수 있는 근골격계 상해는 다리 근육과 대퇴부위를 스트레칭을 함으로써 방지할 수 있으며 근신경계 긴장을 완화시키기 위해 정적인 스트레칭 운동을 하는 것이 많은 도움을 준다.

|1| 누워서 하는 스트레칭

① 누운 상태에서 다리를 대(大)자로 편다. 양팔은 깍지 낀 채 위로 올리고 쭉 펴며 힘을 주어 10초간 유지한다.

② 누운 상태에서 양팔을 수평으로 벌린다. 오른쪽 다리를 90도 각도로 유지한 후 왼쪽으로 몸을 틀어준다. 얼굴은 오른쪽을 바라보고 10초간 유지한다. 반대쪽 다리도 같은 방법으로 시행한 후 10초간 유지한다.

③ 엎드린 자세에서 상체를 위로 들어 올린다. 얼굴은 위를 향하고 약 10초간 유지한다.

|2| 앉아서 하는 스트레칭

① 양반다리로 앉은 후 허리를 세우고 상체와 얼굴이 일직선이 되게 하여 오른쪽으로 돌린다. 약 10초간 유지한 후 같은 방법

으로 왼쪽으로 돌리며 10초간 유지한다.

② 양다리를 앞으로 쭉 펴고 천천히 상체를 앞으로 숙여 양손을 발끝으로 가져간다. 약 10초간 유지한 후 다시 천천히 올라온다.

③ 양다리를 최대한 벌리고 발가락 끝에 힘을 준다. 양팔을 나란히 펴고 왼쪽 팔을 머리 위로 오른쪽 팔은 왼쪽 옆구리를 향한다. 약 10초간 유지한 후 같은 방법으로 오른쪽 팔을 머리 위로 왼쪽 팔은 오른쪽 옆구리로 향하고 10초간 유지한다.

|3| 서서 하는 스트레칭

① 다리는 어깨 넓이로 벌리고 양쪽 팔을 위로 올린 후 두 팔을 깍지 낀 상태로 힘을 준다. 두 손을 깍지 낀 채 오른쪽으로 향하고 약 10초간 유지한 후 다시 왼쪽으로 향해 10초간 유지한다.

② 양쪽 다리를 어깨보다 넓게 벌리고 무릎을 구부린다. 양손을 양쪽 무릎 위에 올려놓고 앉은 자세를 취한다. 오른쪽 무릎 안쪽을 바깥으로 밀면서 오른쪽 어깨 쪽으로 고개를 돌리고 10초간 유지한다. 같은 방법으로 왼쪽 무릎 안쪽을 바깥으로 밀면서 왼쪽 어깨 쪽으로 고개를 돌리고 10초간 유지한다.

③ 다리를 어깨 넓이로 벌리고 양 팔을 등 뒤로 가져가 깍지를 낀다. 시선을 위로 향한 채 가슴을 펴고 양팔을 뒤로 깍지 낀 채 들어 올린다. 약 10초간 유지한다.

⑦
부상을 예방하는 유연성 운동

유연성이란 인체의 하나 또는 복수의 관절과 근육에 관계된 관절을 둘러싼 근육이 최대한 어디 범위까지 관절을 움직일 수 있는가를 나타내는 능력을 말한다. 유연성이 필요한 이유는 동작을 원활히 한다든가 부상을 예방하는 것에 중요한 역할을 하는 능력이라고도 한다.

일반적으로 유연성의 크기는 관절의 가동범위에 의해서 결정된다. 유연성이 높아질수록 특정 동작범위 내에서의 재빠른 피하기, 발차기, 거리조절 등 기능이 향상된다.

노인이 되면 유연성이 떨어져 자주 넘어지고, 넘어지면 다치게 된다. 따라서 노인이 되어서는 유연성이 절실히 필요하다.

|1| 의자에 앉아 다리 올리기

의자에 앉아 다리 올리기는 평소에 잘 쓰지 않는 허벅지 뒤 근육의 유연성을 높이는 운동이다. 운동하는 방법은 다음과 같다.

① 의자에 앉아 한쪽 다리를 뻗고 앉고, 다른 쪽 다리는 내려놓는다.

② 등을 쭉 편다.

③ 이때 허벅지 뒷부분에 스트레칭 되는 느낌이 있으면, 그 동작을 10~30초 동안 유지한다.

④ 스트레칭 되는 느낌이 없으면, 엉덩이관절 부분을 앞으로 숙여서 스트레칭 되는 각도를 유지한다. 이때 허리 및 등과 어깨 등은 곧게 편다.

⑤ 그 동작을 10~30초간 유지한다.

⑥ 다리를 바꾸어 반대 쪽 다리를 쭉 뻗고, 다른 쪽 다리는 내려놓는다.

⑦ 각각의 다리를 3~5회 시행한다.

주의) 고관절 수술을 시행한 사람은 의사의 허락이 없을 시 생략한다.

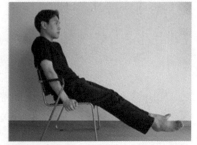

그림 3·1 의자에 앉아 다리 올리기

|2| 의자 잡고 상체 굽히기

의자 잡고 상체 굽히기는 평소에 잘 쓰지 않는 허벅지 뒤 근육의

유연성을 높이는 운동이다. 운
동하는 방법은 다음과 같다.

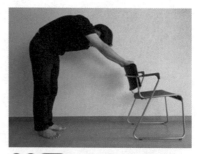

그림 3·2 의자 잡고 상체 굽히기

① 의자 뒤에 서서 양손으로
　의자를 잡는다.
② 엉덩이 관절 부분을 앞으
　로 숙여서 스트레칭 되면
　그 각도를 유지한다. 이때 허리 및 등과 어깨 등은 곧게 편다.
③ 10~30초간 유지한다.
④ 3~5회 시행한다.

|3| 벽 잡고 다리 굽히기

벽 잡고 다리 굽히기는 평소에 잘 쓰지 않는 종아리 근육의 유연
성을 높이는 운동이다. 운동하는 방법은 다음과 같다.
① 양팔을 쭉 펴서 벽을 양손으로 집고 선다.
② 한쪽 무릎을 살짝 구부리고, 반대편 발을 약간 뒤로 하여 쭉
　편다.
③ 종아리 뒤쪽에 스트레칭이 되는 느낌이 들 때까지 발을 뒤로
　뺀다.
④ 10~30초간 유지한다.
⑤ 폈던 다리를 구부리고 10~30초간 유지한다.
⑥ 반대편 다리를 시행한다.
⑦ 각각 다리마다 3~5회 시행한다.

|4| 직선과 지그재그 걷기

① 테이프를 바닥에 직선으로 붙인다.

② 테이프 위를 최대한 똑바로 걷는다.

③ 선을 밟지 말고 테이프의 오른쪽에는 왼발로 내딛고, 테이프의 왼쪽에는 오른발을 내딛는다.

④ 걷기를 지속적으로 한다.

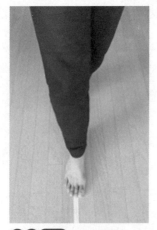
그림 3·3 직선 걷기

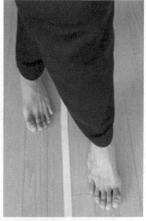
그림 3·4 지그재그 걷기

8

몸을 건강하게 해주는 건강 박수

손은 다양한 신체기관과 연결되어 있기 때문에 박수를 치는 동작으로 해당 신체기관을 자극해서 건강에 도움이 된다. 손에는 전신에 연결된 14개의 기맥과 340여 개의 경혈이 있어 박수만 잘 쳐도 각종 질병의 예방과 치료에 도움을 줄 수 있다.

박수의 운동 효과는 투자 대비 효용 가치가 높다. 박수는 손의 기맥과 경혈을 부분적으로 자극해서 손과 연결된 내장 및 각 기관을 자극함으로써 갖가지 질병을 예방하고 치료하는데 효과가 있다. 박수를 치는 것은 머리부터 발까지 운동 효과가 있으므로, 전신운동을 하는 것과 비슷한 효과가 있다. 그리고 전신 혈액순환에 탁월한 효과가 있을 뿐 아니라 신진대사까지 촉진시키고, 스트레스 해소, 두통, 견비통을 줄여 준다. 그리고 기관지, 방광, 신장, 내장 등을 자극하며 치매 예방, 두뇌 활성화, 체중 감량, 집중력 향상에도 도움이 된다.

박수를 통해서 운동의 효과를 보려면 하나의 동작을 10초에 60회 빠른 속도로 쳐야 효과가 있으며, 아픈 부위가 있어도 30초~1분 정도 연속해서 쳐야 효과가 있다.

박수는 손을 어느 부위에 부딪히느냐에 따라서 그 명칭과 효과가 다음과 같이 달라진다.

|1| 손바닥 박수

우리가 일반적으로 박수를 칠 때 하는 가장 기본적인 박수로서 이 효과를 극대화시키기 위해서 손가락을 쫙 펴서 뒤로 젖힌 후 양쪽 손만 마주치게 하는 박수다.

인체의 내장기관이 손바닥에 집중되어있기 때문에 이 손바닥 박수를 치면 내장을 강화하는데 도움이 되며 당뇨합병증을 예방하는 효과가 있다.

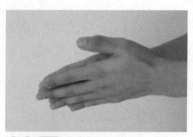
그림 3·5 손바닥 박수

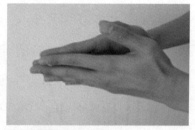
그림 3·6 손가락 박수

|2| 손가락 박수

이름에서도 짐작할 수 있는 이 박수는 열 손가락을 부딪치며 치는 박수다. 모든 손가락을 다 마주치기가 힘들지만, 비염으로 고생하고 있는 노인에게 좋다.

|3| 달걀(손가락 끝) 박수

소리가 조금 덜 나게 할 때 손가락 끝과 손목 쪽이 닿는 이 달걀 박수치면 좋다. 달걀 박수는 손을 구부려서 손바닥이 닿지 않게 치는 박수로 중풍이나 치매예방에 좋다.

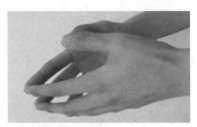

그림 3·7 달걀 박수

|4| 손등 박수

손등 박수는 한 쪽 손으로 다른 한쪽 손등을 치는 박수다. 양손을 번갈아가면서 손등을 쳐주면 되는데 요통에 효과적이기 때문에 척추와 허리가 좋지 않은 노인들에게 좋다.

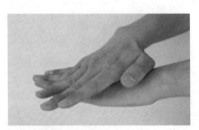

그림 3·8 손등 박수

|5| 주먹 박수

주먹 박수는 주먹을 쥔 상태로 박수를 치는 방법으로 하면 된다. 이유 없이 두통을 느끼는 사람이나 어깨에 통증을 느낀다면 이 주먹 박수가 효과적이다.

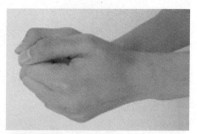

그림 3·9 주먹 박수

|6| 먹보 박수

먹보 박수는 주먹을 쥔 손으로 다른 쪽 손바닥을 치는 박수다. 먹보 박수는 역시 양 손을 번갈아가면서 쳐야 효과가 좋다. 먹보 박수는 혈액순환이 잘 되게 해주면서 폐 기능을 강화해주는 효과가 있다.

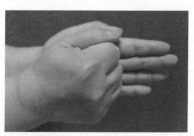

그림 3·10 먹보 박수

|7| 목 뒤 박수

손을 목 뒤로 해서 박수를 쳐주면 되는데 최대한 힘차게 박수를 치는 것이 좋다. 어깨 피로를 풀어주기도 하고 예방하기도 한다.

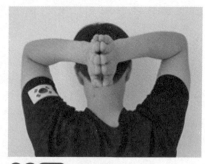

그림 3·11 목 뒤 박수

|8| **원 박수**

바로 선 자세에서 손을 최대한 벌려 머리 위로 모은 뒤 박수를 친 후 반동을 주어, 아래로 손을 내려 밑에서 박수를 친다.

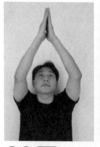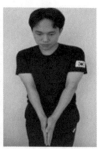

그림 3·12 원 박수

원 박수를 치면 집중력이 생기고, 유연성이 증가하며, 당뇨 합병증을 예방하는 효과가 있다.

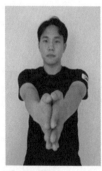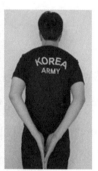

그림 3·13 앞뒤 박수

|9| **앞뒤 박수**

바로 선 자세에서 양팔을 최대한 편 채로 몸통 앞, 뒤로 박수를 친다. 앞뒤 박수치기는 걸으면서도 동작을 실시할 수 있다.

앞뒤 박수를 치면 집중력이 생기고, 유연성이 증가하며, 당뇨 합병증을 예방하는 효과가 있다.

재미있는 전통놀이의
건강 효과

전통놀이는 지역에서 자연 발생적으로 공동의 필요성에 의해 구속력을 지니고 오랫동안 유지하면서 전승되는 것으로, 일정한 규칙 또는 방법에 따라 즐겁게 노는 놀이를 말한다. 따라서 전통놀이는 옛날부터 민간에 전승되어 오는 여러 가지 놀이로서, 향토문화나 지역의 영향을 받아 만들어졌으며, 지금까지 전해져 오는 즐겁게 노는 놀이를 모두 포함한다.

전통놀이는 전통오락, 전통유희, 전통경기, 전통예능, 전승놀이, 민속놀이, 향토오락, 전통체육 등으로 불리기도 하며, 이들을 총괄하는 용어로 사용되기도 한다. 운동효과를 보기 좋은 전통놀이는 제기차기, 비석치기, 투호, 팽이치기, 술래잡기, 구슬치기 등이 있다.

전통놀이는 놀이로서 재미만 주는 것이 아니라, 목적물을 맞추고, 뛰고, 달리고, 던지고, 숨고, 밀고, 당기는 활동을 통해 온몸을 움직이면서 놀기 때문에 다음과 같이 신체적으로 건강해지는 건강 효과가 있다.

|1| 유산소 운동 효과

유산소 운동이란 운동을 하면서 숨이 차지 않으며 큰 힘을 들이지 않고도 할 수 있는 운동을 말한다. 전통놀이를 하면서 규칙에 따라 움직이게 되면 유산소 운동을 하게 되어 건강을 높이는 효과가 있다. 유산소 운동은 몸 안에 최대한 많은 양의 산소를 공급시킴으로써 심장과 폐의 기능을 향상시키고, 특히 혈관조직을 강하게 만든다.

|2| 치매예방 효과

치매란 대뇌가 손상을 입어 인지기능의 저하와 언어능력의 저하, 신체적 기능이 지속적이고 전반적으로 손상되는 질환을 말한다. 치매는 자신에게도 가혹한 질병이지만 가족에게 육체적·경제적·정신적 고통을 준다. 전통놀이를 하게 되면 뇌를 자극하여 인지기능을 높이고, 유산소 운동의 효과가 있기 때문에 치매예방에 효과가 있다.

|3| 유연성 증가 효과

유연성이란 몸의 균형을 잡거나 바른 자세를 취할 때뿐만 아니라 운동을 수행하는 데 크게 작용하는 체력요소를 말한다. 유연성은 몸을 비틀고, 굽히고, 돌리고, 숙이는데 근육을 부드럽고 효율적으로 움직이는데 필수적이다.

전통놀이를 하게 되면 몸을 굽히거나 비틀고 숙이는 일을 반복적으로 하기 때문에 유연성이 증가하게 된다. 유연성이 생기면 근육에 탄력이 생기며, 관절의 가동범위가 확대되어 할 수 있는 운동이 증가하게 된다.

|4| 근력 향상 효과

근력이란 근육이 한 번에 최대로 낼 수 있는 힘을 말한다. 힘을 기른다는 것은 근력을 향상시킨다는 것을 의미한다. 근력은 일상생활에서 전반적인 신체활동을 자유롭게 할 수 있게 해주고, 각종 질병에 대한 저항력을 키워주어, 건강하고 활기찬 생활을 할 수 있게 해준다. 전통놀이를 하게 되면 대근육과 소근육이 발달하게 되며 근력이 향상된다.

|5| 지구력 향상 효과

지구력이란 운동을 지속하는 능력을 말한다. 전통놀이를 하게 되면 양손의 근육을 사용하여 반복하여 움직여야 하기 때문에, 지구력이 향상된다.

|6| 협응력 향상 효과

협응력이란 근육·신경기관·운동기관 등의 움직임의 상호조정 능력을 의미한다. 즉 눈으로 보고 머리·어깨·입·팔·손가락 등을 연결하여

움직이는 신체적 조절능력을 말한다. 전통놀이를 하게 되고 운동을
해야 하기 때문에 협응력이 향상된다.

|7| 신체의 균형감각 발달 효과

전통놀이를 하게 되면 각 근육과 신경을 골고루 사용하기 때문에
신체의 균형감각이 발달하게 된다.

4장
불편한 손님 치매

①
치매는 사람을 가리지 않는다

요즘 평균수명의 증가로 인해서 치매 인구가 증가하고 있으며 이로 인하여 국가에서 나서서 치매국가책임제를 선포하고 치매예방과 관리에 나서고 있다. 여러 가지 문제가 일어나고 있다. 치매 인구의 중요성만큼 치매예방에 대한 관심도 증가하고 있다. 그러나 치매예방을 위해서는 치매에 대하여 정확히 알아야 하는데 잘못된 정보로 인해서 치매에 대한 오해가 오히려 화를 불러오기도 한다.

과거에는 치매를 망령, 노망이라고 부르면서 노인이면 당연히 겪게 되는 노화 현상이라고 생각했으나 최근에는 치매를 하나의 질병으로 여기고 있다. 치매 환자들은 우울증이나 불안 등과 같은 이상행동을 나타내기도 하며 모두 똑같고 별다른 치료법이 없다고 인식하기도 하였다.

치매(dementia)라는 말은 원래 라틴어의 demens에서 유래된 말이다. demens의 의미를 보면 디(제거 : de)+멘스(정신 : mens)고 결국은 '정신이 제거 된 것'이라는 의미를 가지고 있다. 따라서 영어의 dementia는 디(제거 : de)+멘스(정신 : mens)+티아(병 : tia)라는 뜻이 결합된 용어로서, 문자 그대로 '정신이 제거된 질병'으로 제정신이 아님을 의미한다.

한자로 사용하는 치매(癡呆)의 의미를 보면 치(癡)는 '어리석다' 또는 '미쳤다', 매(呆)는 '미련하다'는 뜻으로 결국 치매는 '어리석고 미련하다'는 의미를 가지고 있다.

건강 백과에서는 치매를 '치매는 일단 정상적으로 성숙한 뇌가 후천적인 외상이나 질병 등 외인에 의하여 손상 또는 파괴되어 전반적으로 지능, 학습, 언어 등의 인지기능과 고등 정신기능이 떨어지는 복합적인 증상'이라고 하였다.

세계보건기구(WHO)에서 펴낸 국제질병 분류를 보면 치매는 '뇌의 만성 또는 진행성 질환에서 생기는 증후군이며 이로 인한 기억력, 사고력, 이해력, 계산능력, 학습능력, 언어 및 판단력 등을 포함하는 고도의 대뇌피질 기능의 다발성 장애'라고 정의하고 있다.

지금까지 나온 치매의 정의를 종합해 보면 치매는 정상적으로 생활해오던 사람이 다양한 원인으로 인해 뇌기능이 손상되면서 이전에 비해 인지기능이 지속적이고 전반적으로 저하되어 일상생활에 상당한 지장이 나타나고 있는 상태라는 것을 의미하고 있다.

또한 치매는 단순히 기억력만 저하된 경우를 치매라고 하지 않으며, 인지영역의 전반적인 저하를 치매라고 한다. 그리고 치매는 한 가지 원인에 의해서 생기기보다는 다양한 원인에 의해서 생기는 뇌 질환으로 보고 있다.

따라서 치매에 대한 정의를 내려 보면 치매란 대뇌가 손상을 입어 인지기능의 저하와 언어능력의 저하, 신체적 기능이 지속적이고 전반적으로 손상되는 질환이라고 할 수 있다.

치매는 일반적으로 뇌가 기질적으로 손상되거나 파괴되어 전반적으로 단기·장기 기억력, 사고력, 지남력, 이해력, 언어력, 계산능력 등과 같은 인지기능과 고등정신기능이 쇠퇴하게 되고, 시간이 지날수록 언어능력이 저하되고, 신체적 기능이 손실되어 행동하는 것이 어려운 질환에 이르기까지 범위가 넓다.

❷

치매의 심각성

의학계의 연구결과에 의하면 치매는 전 세계적으로 65세 이상 노인 중에서 약 5~10% 정도의 유병율을 보이며, 연령의 증가와 더불어 매 5년마다 약 2배씩 유병율의 증가를 나타내고 있다고 한다.

2017년 보건복지부 중앙치매센터에 따르면 만 65세 이상 인구 711만8천여 명 가운데 72만4천여 명이 치매 진단을 받아, 만 65세 이상 노인 중에서 10%가 발병하는 것으로 나타났다.

치매가 중요한 질병으로 등장하자 1995년 국제알츠하이머협회(ADI)와 세계보건기구(WHO)는 영국 에든버러에서 열린 총회에서 매년 9월 21일을 '세계 치매의 날'로 정해서 치매의 위험성을 인식하도록 하였다.

치매의 종류별 분석을 해보면 알츠하이머형 치매는 가장 흔히 발생되는 치매로 전체의 약 50%를 차지하고 있고, 혈관성 치매는 약 20%, 그리고 알츠하이머형 치매와 혈관성 치매가 동시에 발생하는 경우는 약 15%인 것으로 알려져 있다. 결국 치매의 원인 중 가장 많은 것은 알츠하이머병과 혈관성 치매라고 할 수 있다.

표 4·1 치매의 종류별 분석(단위 : %)

구분	알츠하이머형 치매	혈관성 치매	알츠하이머형 치매와 혈관성 치매
비율	50	20	15

보건복지부의 2018년 통계자료에 의하면 치매환자는 10.15% (74.9만 명), 2050년에는 15.06%(217만 명)로 증가할 것으로 예측되고 있다. 통계자료를 분석해보면 치매 환자 수의 증가는 매 20년마다 약 2배씩 증가하는 것으로 나타났다.

표 4·1 치매의 종류별 분석(단위 : %)

구분	2018년	2025년	2040년	2050년
치매환자	74.9만 명	108만 명	217만 명	302.7만 명
치매환자 비율	10.15%	10.32%	12.7%	16.09%

출처 : 보건복지부 2018년 통계자료

조사결과를 분석해 보면 일반적으로 치매는 나이가 들수록 발병율이 높아지며, 남성보다는 여성이 치매에 노출될 확률이 높은 것으로 나타났다. 또한 고학력자보다는 저학력자가 치매에 걸릴 확률이 높은 것으로 나타났다.

고령화에 따른 노인질병에 대해서도 관심이 증대되었으며, 노인질병 중에도 만성질환인 치매에 대한 사회적 관심이 높아졌다.

2018년 우리나라 65세 이상 노인 중 치매환자는 10.15%인데 이는 미국이나 독일 등의 선진국 16%에 비해 1/3 수준에 미치고 있다. 이는 '우리나라 노인에게 치매가 적다'라기 보다는 아직 치매를 의학적으로 접근하려는 경향이 낮은 데서 기인한 결과이다.

현재 치매 환자의 실태를 보면 얼마나 많은 노인들에게 치매가 큰 문제인지, 또 수십 년 안에 치매가 얼마나 중요한 건강 문제가 될지 가늠해 볼 수 있다. 이러한 치매 환자의 급증은 결국 향후 심각한 사회문제가 될 것으로 예상되고 있다.

3
치매의 위험인자

치매는 나이가 들면 뇌가 퇴행되면서 생기며, 아무도 모르게 시작되어 서서히 심해지는 것이 일반적인 형태다. 치매는 노인에게 흔히 나타나는 건망증이나 노망 같은 노인성 질환과는 다르다. 노인이 되면서 자연스럽게 두뇌기능이 떨어짐으로써 나타나는 노인성 질환을 치매로 오해하기 쉬운데, 치매는 후천적으로 뇌가 손상되면서 이루어지기 때문에 차이가 있다.

치매를 일으키는 원인은 매우 다양하다. 치매를 직접적·간접적으로 상승시키는 위험 인자를 보면 다음과 같다.

|1| 노화

노화는 치매를 발병하게 하는 가장 중요한 위험인자로, 나이가 들수록 치매의 발병 위험은 높아진다. 대부분의 치매발병은 65세 이상의 노인부터 연령이 높아질수록 발병률이 높아진다. 역학조사에 의하면 65세 이후 5년마다 발병률이 2배 이상 증가하므로, 65세 이후의 노화는 알츠하이머병 발생의 가장 큰 위험인자라고 할 수 있다.

|2| 가족력

가족력이란 가족이라는 혈연관계에서 나타나는 유전적 또는 체질적 질환을 말한다. 부모가 모두 알츠하이머병에 걸린 경우 그 자손이 80세까지 알츠하이머병에 걸릴 위험도가 54%로, 부모 중 한쪽이 환자일 때보다 1.5배, 부모가 정상일 때보다 5배 더 위험도가 증가하는 것으로 나타났다. 따라서 부모가 치매에 걸린 경우 가족력으로 자녀에게도 영향을 준다는 것을 알 수 있다.

|3| 여성

치매는 일반적으로 남성보다는 여성에게 많이 나타나며, 특히 알츠하이머병의 경우는 13% 정도 발병 위험이 높은 것으로 나타났다.

|4| 환경 요인

치매는 알코올과 흡연 같은 각종 독성 유해물질을 섭취하게 되면 치매에 걸릴 확률이 높아지게 된다. 그리고 혈관성 치매도 소금이나 지방 등에 의하여 나쁜 영향을 받기 때문에 환경 요인이 중요한 위험인자라고 할 수 있다.

|5| 두부외상

치매는 뇌에 손상이 생기는 외부 원인에 의해서도 발병한다. 따라서 의식을 잃을 정도로 심하게 머리를 다치거나 경미하지만 여러 차례 머리를 반복해서 다친 경우 치매 발병률이 높아진다.

|6| 교육수준

치매환자의 교육 연한을 살펴보면 고학력자보다는 저학력자가 많이 걸리는 것으로 나타났다. 결국 뇌를 많이 쓰는 고학력자일수록 정신계 손상을 감소시켜 치매예방에 도움이 된다는 것이다.

|7| 성인병

치매는 다양한 요인으로 발병하는데 그중에서도 고혈압, 당뇨병, 비만, 이상 지질 혈증, 심장병 같은 합병증으로 치매가 발생할 수 있다.

|8| 우울증

노인성 우울증이 심해지면 뇌에서 도파민이라는 집중력을 관장하는 호르몬 분비가 적게 분출되고, 이로 인해 점차 기억력 장애가 생기게 된다. 따라서 노인의 우울증은 치매 발병률을 높일 수 있다.

④
치매의 진행단계

치매의 원인 중 가장 많은 알츠하이머병의 증상에 대해서 뉴욕 의대의 실버스타인 노화와 치매연구센터(Silberstein Aging and Dementia Research Center)의 배리 라이스버그(Barry Reisberg) 박사는 알츠하이머병의 진행단계에 따라 증상을 아래와 같이 7단계로 구분하였다.

표 4·3 치매의 진행단계

구분	내용
1단계	정상
2단계	매우 경미한 인지장애
3단계	경미한 인지장애

4단계	중등도의 인지장애
5단계	초기 중증의 인지장애
6단계	중증의 인지장애
7단계	후기 중증 인지장애

|1| 1단계 : 정상

대상자와의 임상 면담에서도 기억장애나 특별한 증상이 발견되지 않은 정상적인 상태를 말한다.

|2| 2단계 : 매우 경미한 인지장애

2단계에서는 정상적인 노화과정으로 알츠하이머병의 최초 증상이 나타나는 시기이다. 정상일 때보다 기억력이 떨어지며 건망증의 증상이 나타나지만 임상 면담에서는 치매의 뚜렷한 증상이 발견되지 않기 때문에 매우 경미한 인지 장애 상태라고 한다.

2단계는 특별한 단정을 짓기는 어렵지만 경미하게 인지 장애가 나타나는 단계로 임상평가에서 발견되지 않기 때문에 주변 사람들도 대상자의 이상을 느끼지 못한다.

|3| 3단계 : 경미한 인지장애

대상자 중 일부는 임상 면담에서 초기 단계의 알츠하이머병으로 진단이 가능한 단계다. 3단계에서는 정상단계에 비하여 경미한 인지 장애가 뚜렷하게 나타나기 때문에, 주변 사람들도 대상자의 치매가 시작되었다는 것을 눈치 채기 시작하는 단계다.

3단계에 이르게 되면 기억력의 감소가 시작되어 전에 했던 일이 기억이 잘 나지 않으며, 단어가 금방 떠오르지 않아 말이 자연스럽지 않고, 물건을 엉뚱한 곳에 두거나 잃어버리기도 한다.

| 4 | 4단계 : 중등도의 인지장애

4단계는 임상 면담에서 중등도의 인지장애가 발견되는 단계로 경도 또는 초기의 알츠하이머병이 진행되는 단계다. 4단계에서는 자세한 임상 면담을 통해서 여러 인지 영역에서 분명한 인지저하 증상을 확인할 수 있다. 4단계에 이르게 되면 자신의 생활에서 일어난 최근 사건을 잘 기억하지 못하여, 기억을 잃어버리는 일이 자주 발생한다. 그리고 수의 계산이나 돈 계산능력의 저하가 나타난다.

| 5 | 5단계 : 초기 중증의 인지장애

5단계는 임상 면담에서 초기 중증의 인지장애가 발견되는 단계로 중기의 알츠하이머병이 진행되는 단계다. 5단계에서는 기억력과 사고력 저하가 분명하고 일상생활에서 다른 사람의 도움이 필요해지기 시작한다.

5단계에 이르게 되면 자신의 집 주소나 전화번호를 기억하기 어려워하며 길을 잃거나 날짜, 요일을 헷갈려한다. 하지만 자신이나 가족의 중요한 정보는 기억하고 있으며 화장실 사용에 도움을 필요로 하지는 않는다.

|6| 6단계 : 중증의 인지장애

6단계는 임상 면담에서 중증의 인지장애가 발견되는 단계로 중중기의 알츠하이머병이다. 6단계에서는 기억력은 더 나빠지고, 성격변화가 일어나며 일상생활에서 많은 도움이 필요하게 된다.

6단계에 이르게 되면 최근 자신에게 일어났던 일을 인지하지 못하고 주요한 자신의 과거사를 기억하는데 어려움을 겪는다. 그리고 익숙한 얼굴과 익숙하지 않은 얼굴을 구별할 수는 있으나, 배우자나 간병인의 이름을 기억하는데 어려움이 있다. 또한 대소변 조절을 제대로 하지 못하기 시작하여 다른 사람의 도움이 필요하기 시작한다. 그리고 옷을 혼자 갈아입지 못하여 다른 사람의 도움이 없이는 적절히 옷을 입지 못한다. 할 일 없이 배회하거나, 집을 나가면 길을 잃어버리는 경향이 있기 때문에 주의를 기울여야 한다. 성격이 변화되거나 행동에 많은 변화가 생긴다.

|7| 7단계 : 후기 중증의 인지장애

마지막 7단계는 후기 중증 인지장애 또는 말기 치매단계를 말한다. 7단계에서는 이상 반사와 같은 비정상적인 신경학적 증상이나 징후가 보여 정신이나 신체가 자신의 통제를 벗어나게 된다.

7단계에 이르게 되면 식사나 화장실 사용 등 개인 일상생활에서 다른 사람의 상당한 도움을 필요로 하게 되며, 누워서 생활하는 시간이 많아지게 된다.

5

치매와 비슷한 증상

노인은 나이가 들수록 뇌세포의 감소와 사회적인 고립과 스트레스로 인해 치매와 비슷한 증상이 나타난다. 치매는 빨리 발견되어야 도움이 됨으로 다른 유사 질환과의 차이를 구별할 수 있어야 한다.

|1| 노망

노망(老妄)은 늙어서도 철이 들지 않아 아이들처럼 어리석은 행동을 하며 주변 사람들에게 피해를 입히는 행동을 말한다. 과거에는 노인이 정신이 흐려져서 말과 행동이 비정상적이면 노망이 들었다고 하였다.

노망은 노인이면 뇌세포가 죽으면서 당연히 겪게 되는 노화현상이다. 노망과 치매의 차이는 노망은 신체 노화에 따른 자연스러운 현상인 반면에, 치매는 의학적 관찰로 진단되는 특정 원인을 가지는 치료의 대상이다.

|2| 망령

망령(妄靈)의 사전적인 의미는 '죽은 사람의 영혼'이라는 뜻으로 인간이나 동물의 시체로부터 떨어져 나온 혼을 가리키는 말이기도 하다. 망령은 사람이 늙거나 큰 병으로 정신력이 쇠약해져서 언행이 보통 상태를 벗어나는 현상을 말한다.

망령은 노망보다 상태가 심한 경우에 사용하며, 부정적인 의미가 더욱 강하다. 노망처럼 나이가 들어 정신이 흐려져서 말과 행동이 비정상적이면 망령이 들었다고 한다.

망령과 치매의 차이도 망령은 신체 노화에 따른 자연스러운 현상인 반면에, 치매는 의학적 관찰로 진단되는 특정 원인을 가지는 치료의 대상이다.

|3| 건망증

건망증(健忘症)은 경험한 일을 전혀 기억하지 못하거나, 어느 시기 동안의 일을 전혀 기억하지 못하거나, 또는 드문드문 기억하기도 하다가 다시 기억이 나는 기억장애를 말한다.

치매로 인한 기억장애는 한번 기억이 안 나면 거의 기억이 나지 않지만, 건망증은 기억이 안 났다가도 일정한 시간이 지나면 기억이 나는 차이가 있다.

노인 건망증의 원인은 뇌신경의 퇴화라는 것 외에도 복합적인 심리적·정서적인 요인으로 나타나기도 한다. 불안감이나 우울증을 겪고 있거나, 심각한 스트레스 상황에 지속적으로 노출되면 집중력의 저하로 일시적인 건망증이 자주 일어난다.

이는 기억의 문제라기보다는 오히려 그 상황에 의한 집중력에 문제가 생기는 경우라 할 수 있다.

|4| 노인 우울증

노인 우울증은 65세 이상 인구의 10명 중 1명이 걸릴 수 있으며 노년기의 정신건강과 관련된 가장 흔한 장애다. 노인 우울증의 증상은 기분이 깊게 가라앉거나 절망감·우울감 등 마음의 고통이 나타나 치매와 유사한 행동을 나타낼 때도 있다. 그러나 노인 우울증은 정신적인 증상만이 아니라 두통, 복통이나 위장 장애 등의 신체적 증상으로 나타나는 경우가 많다.

노인 우울증은 다양한 증상으로 나타나기 때문에 우울증이라고 정확하게 진단하지 못하고 지나치기 쉬운 경우가 많다. 노인 우울증을 진단하기 쉽지 않은 이유가 본인이 우울증에 걸렸다는 걸 깨닫지 못할 뿐만 아니라, 가족이나 친구 등 주위의 사람들도 기운이 없는 것은 '나이 탓이다', '늙으면 누구나 잠이 줄어든다', '늙어서 혼자되었으니 기운이 없는 것이 당연하다'고 이해하여 방치되는 일이 많기 때문이다.

노인 우울증은 크게 세 가지 이유로 나타난다.

- 뇌의 노화가 진행됨에 따라 뇌 자체도 노화하여 실제로 뇌에 포함된 화학물질(신경전달물질) 일부에 양적 변화나 부조화가 나타나 부신피질, 갑상선, 하수체 등에서 분비되는 호르몬이 우울 상태를 일으키기 쉽다고 보고 있다.
- 심리적으로 노년이 되면 노화에 따라 성격이 변하고, 그 때문에 스트레스에 대응하는 힘이 약해져 우울증이 일어나기 쉽다.
- 사회적 상실은 누구라도 피하기 어려운 경험이지만 노인의 경우에는 상실감이 복합적으로 겹쳐서 타격이 크며 아무리 해도 대처할 수 없으면 우울증을 일으키게 된다.

|5| 노인 강박신경증

노인 강박신경증은 의지의 간섭을 벗어나서 특정한 생각이나 행동을 반복하는 상태를 말한다. 노인 강박신경증은 특정한 생각이나 행동이 나타나기 때문에 때로는 치매와 유사한 행동을 나타낼 때도 있다. 그러나 노인 강박신경증은 잠시 나타나는 증상인데 반하여, 치매는 지속적으로 증상이 나타난다.

강박신경증으로 내재된 불안은 자신의 의지에 의해서 어느 정도 조절이 가능하지만, 외부에 의하여 강박 행동을 강제로 중지하게 되면 처음에는 조절되는 것 같지만 나중에는 불안증세가 다시 나타나게 된다. 그리고 자신의 강박증이 불합리적인 것이고 나쁜 것인 줄 알면서도 자신도 모르게 반복하게 된다.

강박신경증이 심해지면 원치 않는 지속적인 생각이나 행동을 하게 되고, 이러한 충동이나 이미지 등이 자신을 더욱 불안하고 힘들게 하지만, 스스로가 통제하지 못하고 생각이나 행동을 반복적으로 하게 된다. 자신은 이러한 생각이나 행동이 비합리적이라는 것을 알지만, 생각이나 행동을 통제하거나 조절할 수 없으며, 결국에는 일상생활, 학습, 사회적인 활동이나 대인관계에 막대한 영향을 미치게 된다.

치매는 나이든 노인들에게만 나타나는 현상으로 생각하지만 실제로는 빠르면 40대부터 발생할 수 있다. 그러나 치매는 대개 65세 이상의 노인들에게 발생하는 노인성 질환이며, 뇌의 만성 또는 진행성 질환에서 생기므로 치매에 걸리면 시간이 지날수록 증상이 심해진다.

치매는 초기에는 가벼운 기억에 관련된 장애가 나타나 기억이 저장되지 않을뿐더러 과거의 기억도 잃어버리게 된다.

치매가 진행될수록 인지장애 등이 점차 동반됨으로써 판단능력이 떨어지며, 언어 장애로 인하여 일반적인 사회활동 또는 대인관계에 어려움을 겪게 된다.

치매가 심해지면 행동에 대한 통제가 어려워져 일상생활이 어려워지며, 심하면 대소변의 분변이 어렵게 된다. 더욱이 자신에게 위해를 가하거나, 간병인이나 보호자에 대하여 공격적인 행동을 하기도 한다.

말기에는 일상생활이 어려워져 누워서 남의 도움을 받아야 하며, 결국은 사망에 이르게 된다.

6

치매로 인한
가정과 국가의 어려움

치매는 노인에게 흔한 질병으로 일반적인 병과는 달리 평균 5~8년 정도 치매가 진행되고, 신체적인 기능들이 떨어져 결국은 생존 자체를 어렵게 만든다.

치매에 걸리면 본인 스스로 세상을 살아가거나 치료를 받기 어렵기 때문에 누군가는 부양해야 한다.

부모나 배우자가 치매에 걸리면 가족은 길게는 10년 가까이 치매 환자를 돌봐야 한다. 요양 기간이 길게는 수년이 걸리기 때문에 본인과 가족에게 상당한 고통을 주게 된다.

만성 퇴행성 질환인 치매는 다양한 정신기능 장애로 환자의 정서적 활동뿐만 아니라 일상생활, 즉, 식사하기, 대소변보기, 목욕하기, 옷

갈아입기, 몸단장하기 등의 장애까지 초래하게 된다.

이처럼 치매환자는 극심한 정신적인 장애와 함께 흔히 신체적인 장애까지 겸하여 다루기가 어렵고, 사물을 이성적으로 판단하지 못하고, 자기 스스로 생활하기 어렵기 때문에 간호와 부양에 어려움이 크다.

따라서 가족에 의한 치매 환자의 부양은 어린아이를 보는 것보다 더 많은 힘이 들기 때문에 육체적으로도 매우 고단한 일이다.

더 큰 문제는 병원비용과 수발과 간호에 들어가는 관리비용의 증가로 인하여 경제적으로 어려움이 크다. 매달 들어가는 병원비와 간호에 들어가는 비용의 증가는 당장 가족에게 경제적으로 큰 부감을 줄 수밖에 없다. 경제적인 부담의 증가로 인해 치매 환자를 부양하려는 가족은 점차 줄어가고 있다.

치매는 장기적인 치료를 필요로 하는 질환이기 때문에 가족 가운데 치매 환자가 있으면 경제적 부담은 물론 심리적인 부담감이 매우 큰 노인성 질환이며, 심지어 이로 인해 가족의 기능마저 와해되는 경우가 있다.

이러한 어려움으로 인해 가정에서 주로 담당해 왔던 치매 환자 부양이 점차 공공부문으로 이전되는 경향이 있으며 이에 따라 치매 환자에 대한 대책이 중요한 정책 과제로 대두되고 있다.

지금까지 치매 환자를 보호해왔던 가족은 산업화와 도시화의 현상으로 핵가족화, 여성의 사회참여, 가족의 전통적 부양의식의 변화,

노인 단독가구의 증가, 경제적인 어려움 등으로 인하여 가족의 부양 기능이 약화되고 있는 실정이다.

이러한 가운데 치매노인을 위한 부양부담을 더 이상 가족에게만 맡길 수 없는 상황에 이르렀으며, 국가가 나서서 치매예방과 치매환자 관리에 나서고 있다.

문제는 치매환자의 진료와 치매환자 관리에 국가가 지출하는 비용은 치매인구의 증가로 인하여 더욱 증대되고 있다는 것이다.

우리나라 국가 예산 중에서 치매관리 사업에 사용한 총예산은 2008년부터 2012년까지 300억 원대를 유지하였다. 그러나 2013년에는 광역치매센터를 설립하고, 2014년에는 노인 장기요양보험에서 '치매특별등급' 도입 등이 추진됨에 따라 2014년 치매관리 사업에 사용한 총예산은 785억 원으로 예전에 비하여 2.5배가 증가하였다.

보건복지부가 발표한 치매관리 비용과 치매치료에 들어가는 관리 비용의 규모를 2012년에는 10조 3천억 원이 소요되었다. 그러나 노인의 증가로 인하여 치매노인들이 증가함으로 인하여 2025년에는 치매치료에 들어가는 관리 비용은 30조 원이 필요하며, 2030년에는 78.4조 원이 필요하며, 2050년에는 134.4조 원이 필요할 것으로 예측하고 있다.

표 **4·4** 치매관리 및 치매환자 관리 비용 추이

구분	2012년	2025년	2040년	2050년
65세 이상 인구 수	53.4만 명	103만 명	185만 명	237만 명
65세 이상 치매노인 비율	9.1%	10%	11.2%	13.2%
치매관리 및 치매환자 비용	10조 3000억	30조	78조 4000억	134조 6000억

출처 : 보건복지부

치매치료에 들어가는 관리비용은 증가해도 문제는 치매환자들에게 모두 만족할만하지는 않다는 것이다.

치매는 노령인구의 증가에 따라 치매환자의 수가 급격히 증가할 것으로 예상되나, 치매환자들을 위한 각종 서비스, 가족들의 부양부담을 덜어주는 다양한 사회적 수단은 아직도 부족한 상태라고 할 수 있다.

사회적으로 치매 환자의 증가와 치매로 인한 여러 가지 문제점이 심각해지고 있지만, 이를 해결하기 위해서 정부나 병원에서는 치매에 대한 연구와 치매에 관련된 정책들을 만들어 내고 있다. 그러나 아직은 가족들을 만족시키기에는 어려운 실정이다. 치매 환자를 돌보는 노인 장기요양 보호 서비스를 시행하고 있지만, 가족이 부양하던 것을 대신하기에는 많은 부족함과 문제점들을 안고 있다.

앞으로 점차 증가하는 치매 환자와 그의 가족들을 위해서 가정

과 지역사회 내에서의 적절한 진단과 예방, 치료, 재활을 위한 서비스를 이용할 수 있도록 국가주도의 치매환자를 위한 재가서비스, 치매 전문 요양시설 등의 보호 서비스의 확충과 치매환자 부양가족을 위한 복지서비스를 체계적으로 도입해야 하는 정책개발의 필요성이 절실히 요구되어 진다.

7

치매로 인해 나타나는 증상

치매에 걸리게 되면 일반적으로 인지기능의 저하로부터 언어기능 저하, 신체기능 저하, 정서적인 변화가 일어난다.

|1| 인지기능 저하

인지기능이란 지식과 정보를 효율적으로 조작하는 능력을 말한다. 치매에 걸리면 인지기능에 장애가 생기는데 치매와 관련된 인지에는 지남력, 집중력, 지각력, 기억력, 판단력, 언어력, 시공간력, 계산능력 등을 들 수 있다.

① 기억력 장애

기억력이란 이전의 경험이나 자극을 머리 속에 저장했다가 떠올리는 능력을 말한다. 건강한 사람은 일상에서 얻어지는 인상을 머릿속에 저장하였다가 다시 기억과 회상을 하는 뇌의 활동의 반복이 끊임없이 이루어진다.

기억의 과정은 새로운 경험을 저장하는 작용, 기명된 내용이 망각되지 않도록 유지하는 작용, 유지하고 있는 사항을 회상할 수 있는 활동으로 이루어지는데, 이것을 기억의 3요소라 한다.

기억은 전두엽의 대뇌피질에 저장되고, 해마는 기억형성에 관여하는 것으로 보여진다. 사람의 뇌는 20대를 중심으로 점차적으로 쇠퇴하여 나이가 들수록 뇌세포도 죽게 된다.

한 번 파괴된 뇌세포는 다시 재생되기 어렵지만 다행이도 인간의 뇌세포는 우리가 상상할 수 없을 만큼 많아서 나이 변화에 따르는 뇌세포의 감소가 일상생활을 위협하지 않는다.

그러나 치매에 걸리게 되면 뇌기능에 손상을 입기 때문에 기억력에 장애가 생긴다. 알츠하이머병에 걸리는 경우, 기억을 입력하는 데 중요한 구실을 하는 해마가 손상되거나 망가진다. 이런 이유 때문에 치매환자는 기억 정보가 잘 입력되지 못하여, 최근에 있었던 일을 기억하지 못하는 특징을 보인다.

치매환자에게 가장 흔하게 나타나는 증상이 기억력 장애다. 기억력 장애는 알츠하이머병 뿐 아니라 모든 치매에서 공통적으로 나타날 수 있는 증상으로서 초기에는 단기 기억력의 감퇴가 주로 나타나며, 점차 장기 기억력도 상실하게 된다.

• 단기기억

단기기억은 경험한 것을 수 초 동안만 기억하게 되는 즉각적인 기억을 말한다. 즉 기억의 보유시간이 아주 짧은 시간만을 기억하는 것을 단기기억이라 한다. 단기기억은 비교적 불안정하며, 두부에 외상을 입거나 전기충격 등으로 의식이 상실되거나, 치매에 걸리면 단기기억이 쉽게 소실된다.

단기기억 상실은 주로 치매 초기에 나타나는 특징이며, 최근에 일어난 사건에 대한 단기기억의 상실이 장기기억의 상실에 비해 두드러지게 나타난다.

단기기억에 문제가 생기면 금방 들은 전화번호나 사람의 이름이 기억나지 않으며, 대화 중에 중요하게 기억해야 할 것을 금방 잊어버리게 되고, 자신이 지금 바로 해야 되는 일 등이 기억나지 않게 된다.

단기기억력이 떨어지면 현재 자신이 하던 일이 무엇인지를 몰라서 난처한 경우가 생기게 된다. 예를 들면 물을 사용하다 그대로 틀어 놓는다거나, 다리미로 옷을 다리다가 그대로 두거나, 전기장판이나 가스 불을 끄지 않은 채 그대로 내버려 두어 화재의 위험에 노출되기도 한다.

치매환자는 본인이 기억나지 않는다는 것을 인정하고 싶지 않기 때문에 기억을 보충하기 위하여 거짓말을 만들어 말하는 작화증이 나타나기도 한다.

• 장기기억

장기기억은 용량에 제한이 없고 경험한 것을 수 개월에서 길게
는 평생 동안 의식 속에 보존되는 기억을 말한다. 기억이 장기기억으
로 저장되기 위해서는 부호화, 공고화, 저장, 인출이라는 4단계가 필
요하다.

치매의 진행이 오래되어 심해지면, 비교적 잘 유지해 왔던 장기기
억에도 문제가 생긴다. 장기기억에 문제가 되면 의사소통에서 똑같은
말을 반복하거나 더듬고 익숙한 장소에서도 방향감각을 잃어버리고,
친구와의 약속, 약 먹는 시간, 친구나 심하면 가족의 이름이나 전화번
호 등을 잊어버리기도 한다.

장기기억이 지속적으로 손실되게 되면 본인의 생일이나 이름도
기억하지 못하거나, 계속 방치하게 되면 가족의 얼굴이나 친구의 얼굴
조차 잊어버리게 된다. 장기기억이 사라지면 본인은 모르지만 자신이
사랑하는 가족이나 지인들을 슬프게 만든다.

② 지남력 장애

지남력이란 시간과 장소, 상황이나 환경 따위를 올바로 인식하는
능력을 말한다. 치매에 걸리면 치매 초기에는 지남력 저하를 보이는
데 시간, 장소, 사람을 측정하는 능력이 떨어지게 된다.

치매에 걸리면 시간에 대한 인식, 장소에 대한 인식, 사람에 대한

인식 순으로 저하된다. 시간에 대한 인식은 치매가 시작되면 환자가 지금이 몇 년도 인지, 몇 월 인지, 무슨 요일인지의 날짜 구분이 어려우며 혹은 지금이 무슨 계절인지, 몇 시인지의 구분하는 능력이 사라지게 된다.

그리고 자신이 어디에 있는지, 어디로 가야 하는지, 주소가 어떻게 되는지와 같은 장소에 대해 인식하는 능력이 떨어진다. 그리고 본인이나 타인의 이름이나 전화번호와 어떤 일을 했는지 같은 사람에 대한 인식 능력이 떨어지게 된다.

③ 시공간력 장애

사물의 크기, 공간적 성격을 인지하는 능력을 말한다. 치매에 걸리면 시공간을 인식하는 능력에 장애가 생겨 익숙한 거리에서 길을 잃거나, 집을 찾지 못하고 길을 잃어버리게 된다.

심하게는 집안에서 방이나 화장실 등을 찾아가지 못하는 증상까지 발전할 수 있다. 또한 이는 자동차를 운전하는 경우는 목적지를 제대로 찾아갈 수 없는 상황을 초래하기도 한다.

④ 계산능력 저하

물건 또는 값의 크기를 비교하거나 주어진 수나 식(式)을 연산의 법칙에 따라 처리하여 수치를 구하는 능력을 말한다.

치매에 걸리면 계산능력이 떨어져 간단한 더하기나 빼기 등의 계산을 잘못하거나, 물건을 사고 화폐의 가치를 계산하는데 어려움을 느끼는 증상이 나타난다. 계산능력이 저하되면 일상생활에서 수에 관련된 일에 어려움을 겪게 된다.

⑤ 시지각 기능 저하

시각을 통해 수용한 시각적 자극을 정확하게 인지하는 능력만이 아니라 외부환경으로부터 들어온 시각 자극을 선행경험과 연결하여 인식, 변별, 해석하는 두뇌활동을 말한다. 치매에 걸리면 시지각 기능이 저하되어 사물의 형태, 모양, 색깔 구별을 잘못하는 증상들이 나타난다.

⑥ 판단력 장애

사물을 올바르게 인식·평가하는 사고 능력을 말한다. 치매에 걸리면 무엇을 결정할 때 시간이 걸리거나 잘못 결정하는 장애를 말한다. 판단력에 장애가 생기면 사물을 인지하지 못하거나 의미를 파악하지 못하며, 사물의 모양이나 색깔은 파악할 수 있지만 그 사물이 무엇이며 용도가 무엇인지를 모르게 된다.

치매환자가 이 증상을 보이게 되면 직장뿐만 아니라 가정에서도 뚜렷한 이상이 있는 것으로 인식된다.

판단력이 흐려지면 자신이 무엇을 해야 할지 결정을 잘못하거나, 돈 관리를 제대로 하지 못하며, 필요 없는 물건을 구입하기도 하며, 결정해야 할 사항에 대해서 어떻게 결정해야 할지 판단을 잘못하게 된다.

⑦ 집중력 저하

어떤 일을 할 때 상관없는 주변 소음이나 자극에 방해받지 않고 그 일에만 몰두하는 능력을 말한다.

집중력은 환경과 감각으로부터 얻어진 정보를 통해 결정을 내리는 것을 돕는데 치매에 걸리면 집중력이 떨어지는 증상이 나타난다.

⑧ 실행능력 장애

감각 및 운동기관이 온전한데도 불구하고 해야 할 행동을 실행하지 못하는 것을 일컫는다. 신발을 신을 때 운동화 끈을 제대로 매지 못하거나, 식구 수대로 식탁을 차리는 일에 어려움을 느끼게 되거나, 옷을 입는 단순한 일에서 조차 장애가 나타나게 된다.

|2| 언어 장애

언어는 자신의 생각이나 감정을 표현하고, 다른 사람의 말을 이해하여 의사를 소통하기 위한 소리나 문자 따위의 수단을 말한다. 치매환자 중에는 기억이나 지능에 현저한 장애가 나타나서 회화에 의한 사고의 전달이 곤란한 경우가 많이 있다.

치매에 걸리면 단어가 금방 떠오르지 않아 말이 자연스럽지 않으며, 끊기는 언어 장애가 생긴다. 그러나 치매환자가 생각하고 있는 모든 것을 말로는 전할 수 없어도 한정된 회화나 태도 등의 방법으로 의사소통을 시도할 수는 있다.

치매환자에 따라서는 심하면 일상생활에 필요한 말을 제대로 의

사표현하지 못하는 정도의 사람이 있는가 하면, 오래되고 친숙한 사람의 이름이나 물품의 이름을 말할 수 없는 정도의 사람도 있다.

언어 장애는 기억력의 감퇴와 마찬가지로 치매의 초기에는 언어 장애가 경미하게 나타나나, 치매가 더욱 진행될수록 점차 말 수가 현저히 줄어들어 완전히 말문을 닫아 버리고 마침내 전혀 말이 없어져 버린다.

치매환자가 말을 하지 않는다고 해서 가족이나 간병인이 말을 안 하게 되면 더욱 빨리 언어사용 능력이 떨어진다. 따라서 치매환자와의 적절한 의사소통 기법을 습득해 두는 것이 중요하다.

|3| 신체 장애

치매에 걸리면 나타나는 신체적인 특성은 치매 초기에는 가벼운 두통과 현기증이 나타나기 때문에 치매인지 모르고 지나가는 경우가 많다. 그리고 나머지 신체적인 증상들은 비교적 치매 후기에 나타난다.

치매가 진행됨에 따라 신체적으로 나타나는 증상을 보면 근위축 등으로 치매환자들은 신체적 움직임이 점차로 줄어들고, 보행이 불안정해지며, 식사와 착의, 세면, 개인위생이 어려워지며, 배뇨 및 배변 등에 이르기까지 장애가 나타난다.

또한 신체적 질병에 대한 저항력이 떨어져 합병증을 일으키는 경우가 많으며 치매환자의 대다수가 고령이므로 고혈압과 뇌졸중, 심장질환, 신경통, 피부질환, 호흡기질환, 관절염, 마비 등의 병에 걸리는 경우가 많다.

치매 환자의 신체적 증상은 환자의 신체 자체에 여러 가지 질환이 나타나기도 하지만, 그로 인한 이차적인 합병증이 유발되거나, 신체 기능 저하로 인해 일상생활이 어려워진다.

|4| 정서 장애

정서란 사람의 마음에 일어나는 여러 가지 감정을 말하며, 치매에 걸리게 되면 정서적인 장애가 나타난다. 치매로 인하여 나타나는 정서적인 장애는 다음과 같다.

① 인격 변화

치매에 걸리게 되어 후기로 갈수록 인격의 변화가 생긴다. 인격이 변화되면 환자가 본래 가지고 있던 성격이 내성적으로 바뀌게 된다.

치매환자의 인격 변화는 환자의 가족들을 가장 괴롭히는 양상이다. 편집증적인 망상을 가지고 있는 치매환자는 전반적으로 가족들과 간호하는 사람에게 적대적으로 변하는 경우가 많다.

② 성격 변화

치매에 걸리면 점차 세상일에 대해서 무관심해지고, 특히 다른 사람과의 만남을 꺼려한다. 다른 사람과 만나도 다른 사람의 욕구에 전혀 관심이 없어진다. 그리고 자신의 행동이 다른 사람에게 미치는 영향에 대해 개의치 않고, 고집이 세져 남의 말을 듣지 않고 자신이 하고 싶은 행동을 하게 된다.

치매에 걸려 오래 지날수록 모든 것을 자기중심적으로 생각하고, 이기적이 되어 간다. 활동적이던 사람도 치매에 걸리면 수동적이 되고 냉담해진다.

③ 외모에 대한 무관심

치매에 걸리면 점차 자신의 외모에 관심이 없어져, 몸을 깨끗이 하려 하지 않는다. 특히 깔끔하던 사람도 위생관념이 없어져 지저분하게 보이고, 모든 활동에 흥미와 의욕이 없어지는 등 우울증이 심해진다.

④ 정신 장애

치매에 걸리면 자신도 모르게 불안해지고, 초조해지고, 우울증이 심해진다. 또한 심한 감정의 굴곡이 생기며, 감정이 실종되거나, 감동적인 일에도 무감동하는 일이 생긴다.

그리고 환청, 환시, 환촉 같은 감각기능의 장애가 발생하며, 피해 망상증이 흔히 발생하기도 한다. 이로 인해 발생하는 행동장애로는 공격적 행동이 나타나 자해하거나 타인에게 위해를 끼친다.

⑤ 기타

치매에 걸리면 점차 소유개념을 잃어 자신의 물건이 무엇인지를 모르게 된다. 그리고 염치를 모르게 되고, 타인의 치매환자에 대한 부정적인 생각을 전혀 인식하지 못하게 된다.

|5| 행동 장애

치매가 심해질수록 치매환자에게는 행동 장애가 나타나게 된다. 치매가 심해지면 치매환자가 보호자만 찾아다니면서 졸졸 따라다닌다든지, 혼자서 무작정 집을 나가 사라진다든지, 특별한 목적 없이 계속 왔다 갔다 배회하는 증상이 나타난다.

행동 장애가 나타나면 치매환자는 심하게 초조한 모습을 보이면서, 때때로 보호자나 다른 사람에게 화를 내거나 폭력적인 행동을 하기도 한다. 그리고 가족이나 간호인에게 계속 의미 없는 질문을 반복해서 묻거나, 지속적으로 뭔가 불만을 드러내기도 한다.

치매가 진행될수록 신체적인 기능이 떨어져 넘어지거나 부딪힘으로 인해서 신체적 장애를 입을 수 있다. 심하면 자신의 몸에 자해를 하거나, 더 큰 문제는 치매 환자를 돌보는 가족이나 보호자를 대상으로 공격적인 행동을 함으로 인해서 타인에게 피해를 입히는 사고가 생기기도 한다.

특히 보호자들 입장에서는 치매나 행동장애에 대한 사전지식이

없으면 환자가 의도적으로 자기를 힘들게 하기 위해 그런다고 생각하
게 되어 보호자를 더욱 힘들게 한다.

8
연령대별 치매 예방법

치매에 걸리기는 싫은데, 당장 무엇부터 해야 할지 몰라 막막한 게 사실이다. 잘못된 생활습관으로 발병하는 치매는 한 번 걸리면 완치하기 어려운 만큼 좋은 습관을 들여 미리 막는 것이 최선이다.

치매 예방법을 알아보기에 앞서 우선 그 예방 원리에 대해 알아보자. 가장 흔한 알츠하이머 치매는 독성물질이 쌓여도 뇌세포가 파괴되는 것을 막고, 뇌세포가 일정 부분 파괴돼도 정상적인 사고와 판단을 할 수 있도록 뇌세포를 단련시켜 예방한다. 새로운 것을 지속해서 학습하고 끊임없이 뇌세포를 사용하면, 뇌세포의 '근육'이 발달해 독성물질이 쌓여도 세포가 쉽게 파괴되지 않는다.

또 머리를 쓰면 쓸수록 뇌세포를 연결하는 신경이 발달해 일부 세포가 파괴되더라도 남은 세포들끼리 더 유기적으로 정보를 주고받으며 사라진 세포들의 역할을 대신할 수 있다. 100개의 세포 중 50개가 파괴돼도 남은 50개의 세포가 100개의 역할을 해내는 원리다.

그렇다면 뇌세포를 강하게 단련시키기 위해 지금 무엇을 해야 할까? 사람마다 조금씩 다르지만 뇌세포는 만 19세 즈음까지 성장한다. 뇌세포 수는 태어날 때부터 정해져 있는데, 19세까지의 성장은 뇌세포를 연결하는 신경의 성장을 뜻한다. 즉, 10대는 뇌세포 사이의 신경이 촘촘해지는 시기다.

이 신경이 다른 사람보다 촘촘하면 뇌세포끼리의 정보 교환이 훨씬 쉽고 빨라서 젊었을 때는 주변에서 "똑똑하다"는 소리를 들을 수 있다. 그런데 이 촘촘한 신경은 훗날 치매 예방에도 큰 역할을 한다. 뇌세포 속에 치매를 일으키는 독성물질이 많이 쌓이면 뇌세포가 파괴되는데, 죽은 뇌세포를 제외한 살아 있는 뇌세포 간의 연락이 긴밀하면 치매가 생기지 않는다. 남아 있는 뇌세포만으로도 기억이나 판단, 인지에 전혀 무리가 없기 때문이다. 이 때문에 뇌세포 신경의 발달을 '뇌 예비용량'의 발달이라고도 한다. 10대는 50년 후에 있을지 모를 치매에 대비해 뇌 예비용량을 늘리는 시기인 셈이다.

뇌세포 간 신경을 촘촘하게 만드는 가장 쉬운 방법은 '학습'이다. 중앙치매센터장인 분당 서울대병원 김기웅 교수는 "지속적인 학습은 가장 쉽게 신경을 발달시키는 도구"라고 말한다. 주로 학생 신분인 10대에 학교 공부에 집중하는 것만큼 치매 예방에 좋은 것은 없다는 얘

기다.

실제로 65세 이상 치매 환자 중에는 어렸을 때 학교에 전혀 다닌 적이 없는 사람이 많고, 90세가 넘어서도 멀쩡한 인지능력을 보유한 할머니, 할아버지 중에는 상당한 정규교육을 받은 사람이 많다. 10대를 어떻게 보냈느냐의 차이다.

한양대병원 김희진 교수는 '악기 배우기'를 추천했다. 뇌에서 청각을 담당하는 부분은 기억을 담당하는 부분 바로 옆에 있어서 악기를 연주하면 두 군데가 함께 자극을 받아 긍정적인 영향을 준다는 것이다. 김 교수는 "악기 연주가 취미가 되면 평생에 걸쳐 써먹을 수 있다는 점도 장점"이라고 했다.

20대는 우리 인생에서 의미 있는 변화가 생긴다. 미성년자에서 성인으로 넘어오는 시기이기 때문이다. 그리고 미성년자는 할 수 없지만 성인은 자유롭게 할 수 있는 것이 있다. 바로 술이다.

건국대병원 한설희 원장은 술에 대해 이렇게 말한다. "사람은 태어날 때 약 1,000억 개의 뇌세포를 갖고 세상에 나온다. 이 뇌세포는 하루에 약 10만 개씩 자연스럽게 파괴된다. 하루 10만 개씩 파괴돼도 사는 데 별로 지장이 없을 정도로 뇌세포는 많다. 그런데 술을 마시면 다르다. 과음하면 최소 100만 개 이상이고, '필름 끊긴다'는 말처럼 기억을 잃을 정도로 술을 마시면 한 번에 수천만 개가 파괴된다."

치매는 뇌세포가 파괴된 상태에서 발병하고, 술을 마시는 것은 치매를 재촉하는 일이다. 하지만 술을 아예 안 마시는 것도 여건상 쉽지 않다. 그래서 한 원장도 "아예 안 마시기는 쉽지 않다. 과음하거나 폭음하는 습관을 경계하면 된다"고 말한다. 20대에 처음 술을 접하면서 들인 과음 또는 폭음의 습관이 평생을 가는데, 이 습관이 치매를 부르기 때문이다. 세계보건기구는 소주 5잔 이상을 폭음으로 보고 있다. 하루 평균 3잔 이상 술을 마시면 뇌 손상으로 치매 발병 확률이 높아진다는 연구 결과도 있다.

30대가 되면 몸의 노화 속도가 빨라지고 새로운 것을 배울 기회가 많지 않아 뇌가 둔해지기 시작한다. 뇌세포의 노화는 독성물질이 침투할 가능성을 높이고, 새로운 것을 배우지 않는 것은 뇌세포를 자극하는 요인이 그만큼 줄어드는 것을 뜻한다.

이런 30대의 특징을 살펴 전문가들이 추천하는 치매 예방법은 '암기가 있는 운동'이다. 암기가 있는 운동은 동작을 외워야 하는 태권도나 검도, 댄스스포츠 등으로, 운동 효과와 학습 효과를 동시에 얻을 수 있다. 또한 재미가 있어 꾸준한 운동을 가능하게 한다. 그렇다면 '꾸준한 운동'의 기준은 어느 정도일까? 김희진 교수는 "일주일에 3번씩 1시간 이상 걸으면 꾸준히 규칙적으로 운동하는 효과를 볼수 있다"고 말한다.

주변에 널려 있는 스마트 기기를 잠시 멀리해 보자는 제안도 있다. 김기웅 교수는 "한 번 가본 길은 내비게이션을 일부러라도 사용하지 않는 등 의식적으로 뇌를 활용하려고 노력해야 한다"고 말한다. 사무

실과 가족, 가까운 친구의 전화번호를 외우는 것도 한 방법이다.

일기는 세대를 불문하고 치매 예방에 큰 도움이 된다. 학습 기회가 별로 없는 30대에게 그날 하루를 복기해 보는 일기 쓰기는 학습과 비슷한 효과를 얻을 수 있다. 한설희 원장은 "잠자리에 들기 전 10분 동안 10줄짜리 일기를 써 보자. 너무 길게 쓰려고 하면 꾸준히 하기가 쉽지 않다. 10줄에 오늘 하루 한 일들을 적어 보는 것이다"라고 했다. 잠을 자기 전에 쓴 일기의 내용은 수면 중에 자연스럽게 뇌에 스며들어 기억력이 좋아지는 효과를 볼 수 있다. 일기가 기억을 깨우는 셈이다.

50대는 본격적으로 치매와의 전쟁에 돌입하는 시기다. 그래서 실천 사항도 더욱 구체적이다. 그중 하나가 5년 주기로 건강검진 때 뇌 사진을 찍어 두자는 것이다. 한설희 원장은 "보통 대장내시경 검사를 5년 주기로 하는데, 뇌 사진도 이렇게 찍어 두면 치매 진행 여부를 확인해 조기 발견과 치료를 할 수 있다"고 말한다. 암처럼 치매도 조기 발견 여부가 치료에 결정적인 역할을 하지만, 통증이 없고 초기 증상에서 치매인지 아닌지 확실히 알기 어렵다는 특징이 있다. 이런 상황에서 뇌 사진 비교는 치매를 가장 정확하게 알 수 있는 방법이다.

50대는 은퇴가 눈앞에 다가오는 시기이기도 하다. 은퇴 이후에도 적극적인 사회생활을 하는 것은 치매 예방을 위해서도 꼭 필요하다. 김기웅 교수는 "배우자가 없는 경우 치매 발병률이 2.9배 높아진다는 연구 결과가 있는데, 의사소통과 사회활동이 치매 예방에 얼마나 중요한지를 보여준다"고 말한다. 재취업이든 취미생활이든 다른 사람과 끊임없이 소통하는 게 필요하다는 것이다.

같은 맥락에서 한설희 원장은 봉사활동을 적극적으로 추천한다. 봉사활동의 장점으로 그 자체가 다른 사람들과 소통하는 사회활동이라는 점과 은퇴 이후의 시간을 보람 있게 보낼 수 있어 우울증을 예방할 수 있다는 점, 뇌세포 파괴의 주요 원인 중 하나인 스트레스 해소에 도움을 준다는 점을 꼽았다.

운동과 글쓰기는 50대 이상에게 더 중요하다. 김희진 교수는 "글쓰기는 기억력 감퇴 속도를 현저히 늦춰 준다. 한글을 아직 배우지 못한 분이라면 한글을 새로 배우는 것 자체가 훌륭한 치매 예방 활동이 된다"고 말한다. 또 신문이나 책의 한 단락을 읽은 후에 내용을 떠올려보고 그 내용을 외워서 다시 써 본다. 일기를 쓰거나 여행을 다녀와 보고 들은 것을 기행문 형식으로 써 보는 것도 좋은 방법이다.

9

치매예방에 좋은 음식

음식을 먹지 않으면 생명을 유지하기 어려울 뿐만 아니라 결국에는 사망에 이르게 된다. 뿐만 아니라 식생활은 사람의 인체에 미치는 영향은 매우 크다. 음식은 우리 생명을 유지할 뿐만 아니라 뇌의 건강에도 지대한 영향을 미친다.

치매는 기억력부터 시작해서 대뇌의 기능 전체가 서서히 점차 소실되어 간다. 인간에게 육체만 건강하다고 해서 오래 사는 것이 중요한 것이 아니라, 뇌도 건강하게 유지해야 행복한 장수를 누릴 수 있다. 뇌가 신체보다 먼저 기능을 못한다면 우리의 삶은 비참하게 변하게 된다.

고령화 사회가 도래함과 동시에 노인성 치매가 증가함에 따라 두뇌의 노화를 방지하는 방법에 대하여 초미의 관심사가 아닐 수 없다. 뇌를 연구하는 사람들은 인간의 뇌세포는 125세까지 산다고 한다. 그러나 현실적으로는 뇌동맥 경화나 뇌일혈이나 뇌혈전증 등 뇌혈관의 질병에 의해 뇌세포의 활동이 떨어지고, 그 수명이 현저하게 단축되어 사고력이 저하돼 노인성 치매가 나타나고 있다.

지금까지 밝혀진 연구에 의하면 뇌혈관을 노화시키고, 뇌세포의 활동을 저하시키고 있는 주된 원인이 바로 우리의 식생활에 있다는 것이다.

뇌는 생후 6개월 동안이 가장 빠르게 성장하여 출생 때에 비해 약 2배로 커지고 7, 8세에 성인의 뇌 무게의 90%까지 성장한다. 24세 전후에서 두뇌의 성장이 완성되고 더 이상 성장을 멈추게 된다. 두뇌의 성장이 두뇌 세포의 증가라고 생각하기 쉽지만, 사실 인간의 뇌세포는 갓난 아기 때에 이미 약 140억 개인데 이 숫자는 신체가 성장해도 절대로 늘어나지 않으며, 오히려 뇌세포가 죽는 것으로 알려져 있다.

두뇌의 기능, 지능은 근육과 마찬가지로 인지 훈련을 통해서 향상되는 것으로 보고되고 있다. 또한 두뇌의 활성화에 있어서 가장 중요한 것은 올바른 영양을 섭취하는 것이다. 두뇌도 육체와 마찬가지로 영양을 공급받지 않으면 성장은 물론 제대로 기능을 유지할 수 없게 된다. 따라서 두뇌 기능 유지에 식습관은 큰 영향을 준다고 할 수 있다.

실제로 두뇌의 기능을 높이는 영양소들이 많이 들어 있는 호두, 등푸른 생선, 콩, 해초류 등의 식품은 뇌의 기능을 활성화하거나 기능을 유지하는데 도움이 되는 것으로 알려져 있다.

특히 혈관성 치매는 기름기가 많은 육식 중심의 식생활에서 오는 콜레스테롤의 증가나 염분이 많은 식생활로 육체와 뇌세포의 노화를 촉진하고 있는 요인으로 등장했다. 콜레스테롤의 증가는 뇌혈관을 좁아지게 하여 피의 흐름이 어려워져 영양공급이 제대로 되지 못하는 것으로 알려져 있다. 이밖에도 고혈압이나 알코올, 비만, 당뇨병, 중풍, 몸에 해로운 식품첨가물 등도 치매를 일으키는 위험인자이다. 치매를 일으키는 위험인자는 잘못된 식습관에 의해서 만들어지는 경우가 대분이다. 따라서 치매는 우리가 먹는 음식이 지대한 영향을 끼치는 것을 알 수 있다.

치매를 앓는 노인들을 살펴보면 대부분 영양실조인 경우가 많다. 치매노인은 노화로 인해 영양소 대사 능력이 감소되어 있고 여러 가지 신체적 질병을 함께 가지고 있을 가능성이 많기 때문에 치매환자는 어떤 환자보다도 영양관리가 중요하다.

현재 음식과 식습관을 고치는 것으로 치매를 예방하는 연구들이 이뤄지고 있다. 명확한 사실관계는 더 규명되어야 하겠지만 여러 가지

실험을 통해서 치매에 좋은 음식과 치매를 예방하는 식습관을 통해 치매를 관리하는 사람들은 그렇지 않은 사람들에 비하여 치매의 위험을 줄이는 결과가 실제로 나타나고 있다. 따라서 치매를 예방하고 치매를 지연하기 위해서는 치매예방에 좋은 음식과 치매를 예방하는 식습관을 생활화해야 한다.

노인들에게 5대 영양소(단백질, 칼슘, 무기질과 비타민, 당질, 지방)는 노인들의 건강을 유지하고 치매를 예방하기 하는 데 반드시 필요한 영양소이다. 5대 영양소 중 탄수화물, 단백질, 지방은 신체의 에너지원으로 활용된다. 그 외에 미네랄, 비타민, 물은 신체의 신진대사를 돕는 영양소들이다. 치매를 예방하기 위해서는 5대 영양소를 균형적으로 섭취해야 한다. 노인들이 섭취해야할 영양소는 활동이 왕성한 성인들의 75~80%수준으로 섭취를 해야 한다.

치매 증상이 나타나면 자신이 무엇을 섭취했는지, 식사를 했는지를 모르기 때문에 영양관리는 더욱 필요해진다. 영양이 충분해야 우리 몸이 최대한 기능을 유지할 수 있지만, 영양이 부족하면 건강도 나빠지면서 합병증은 물론 치매가 더욱 빨리 찾아오게 된다. 치매를 예방하기 위해서는 우리 몸의 기능을 최대한 유지하기 위해서 영양관리가 필요하다.

치매 환자의 마음 읽기

치매 환자는 자신의 기분이나 감정을 표현하는 데 서툴 수밖에 없다. 별안간 집 안의 식기를 모두 집어 던지고 난폭한 행동을 보이는 것도 가족 간 의사소통 문제에서 비롯된 경우가 많다. 그래서 가족이 환자를 돌볼 때 가장 먼저 생각해야 하는 점이 바로 환자와의 '소통법'이다. 조바심 대신 인내를 갖고 환자와 대화하려는 노력이 필요하다.

환자와 소통하는 과정은 고통스러울 수 있고, 대화가 이뤄지기까지 걸리는 시간이 예상보다 훨씬 길어질 수 있다. 그렇기 때문에 가족들은 환자를 대할 때 예민함을 덜고 감정적인 면은 다스릴 수 있는 '둔감력'을 키울 필요가 있다.

치매 환자의 감정은 일반인보다 더 예민하고, 한번 나빠진 감정은 극단적인 상태로 훨씬 오래간다. 나빠진 감정은 자신에게 집중하고 말을 들어주며 대화를 시도하려는 가족을 목격하면서 서서히 진정된다. 말하고 인지하는 기능은 떨어져도 보고 듣는 기능은 여전히 남아 있기 때문이다.

치매 환자를 인간적으로 존중하고, 환자 스스로 '내가 존중받고 있구나', '사랑받고 있구나'라고 느끼게 만드는 것이 환자와의 소통법에서 가장 중요하다. 또한 배려한다는 이유로 마냥 아이처럼 대한다면 환자의 자존감에 큰 상처를 입힐 수 있으므로 주의한다. 환자 자신에 대한 중요한 결정이나 가족·친지의 대소사에서 이들을 소외시키는 것도 좋지 않다.

치매의 증상이 다양한 만큼 가족들은 환자의 말과 행동에 관심을 갖고 주목해야 한다. '왜 이런 말을 하고 왜 이런 행동을 했을까?'를 환자의 입장에 서서 생각하는 습관을 기르자. 치매 환자를 대할 때 일반적으로 통용되는 다음의 방법들을 숙지해 둔다면 치매 환자가 보이는 문제의 원인을 파악하기 쉽고 돌발 행동도 미리 막을 수 있을 것이다.

기본적인 대화 수칙을 인지하면 치매 환자와도 즐겁게 대화할 수 있다. 칭찬과 격려로 사랑을 느끼게 하고, 천천히 그리고 자세히 말함으로써 간단한 일은 스스로 할 수 있도록 돕는다.

환자와 가족이 가장 많이 다투는 상황 중 하나가 바로 인지 훈련과정이다. 처음에는 의욕적으로 시작한 훈련이 환자와 가족의 싸움으로 끝나는 경우가 많다. 제대로 된 답을 내지 못하는 환자에게 가족은 화를 내고, 이에 환자가 울어 버리거나 반발하면서 나타나는 결과이다.

환자와 대화할 때 반드시 기억해야 할 것이 바로 칭찬과 격려다. 아들딸 5명 중 장남 이름만 기억해도 "아이고, 장하네. 우리 여보"하고 칭찬해 보자. 이 한마디에 환자들은 뿌듯함을 느끼고 자존감을 갖는다. 또 자신을 따뜻하게 보살펴주는 가족의 정도 느낀다. 결국 더 열심히 인지 훈련에 몰두하게 되고, 병원과 집에서 치료를 위해 노력하는 모습을 보인다.

치매 환자를 크게 꾸짖으면서 자존심을 건드리는 것은 환자에게 흉기를 쥐어 주는 것만큼 위험하다. 유치원생 아이에게 구구단을 가르칠 때처럼 시간을 두고 기다리면서 환자를 칭찬하다 보면 효과는 금세 나타난다.

환자의 인지 능력에 맞춰 천천히 말하고, 환자가 생각할 수 있는 여유를 주는 것이 좋다. 일반인들과의 대화처럼 빨리 말하고 바로 대답하기를 기대한다면 환자는 제풀에 지쳐 짜증을 내거나 분노하기 쉽다.

될 수 있으면 10자 이내의 짧은 문장을 여러 번, 차분한 마음을 갖고 말하도록 한다. 한자어는 자제하는 편이 좋고, 사용하는 말도 환자가 잘 알아들을 수 있는 쉬운 단어를 택해야 한다. 말할 때 동작을 자주 사용하는 것도 의사소통에 아주 효과적이다. 처음에는 쉽지 않지만 자꾸 노력하고 연습하다 보면 자연스레 습관이 된다.

치매 환자에게 어려운 질문은 하지 말아야 한다. 그러한 질문은 훈련에 아무 도움이 안 되고 환자의 감정만 자극할 뿐이다. 예전 기억을 물을 때도 될 수 있으면 큰 사건 위주로 환자가 떠올릴 수 있을 만한 것들을 생각해 쉬운 질문부터 한다.

환자의 대답을 재촉하지 말고 충분히 기다리되, 설사 답이 틀렸다고 해도 지적을 해선 안 된다. 환자의 잘못을 지적하거나 수정하는 상황이 반복되면 환자는 더욱더 의기소침해진다.

환자가 말할 때 적절한 단어를 떠올리지 못한다든지 말을 잘 알아듣지 못하면 최소 한 번은 참고, 질문할 때는 이해를 돕기 위해 보조 자료를 쓰는 것도 좋은 방법이다. 예를 들어 가족 이야기를 물을 때 가족사진을 함께 보여주는 것이다.

최대한 많이 웃어 보이면 치매 환자도 행복을 느낀다. 스킨십을 통해 가족의 온기와 사랑을 전달하고, 환자가 가진 현재의 능력을 최대한 지켜줘야 상태가 더욱 악화되지 않는다.

치매 환자를 향해 최대한 많이, 그리고 자주 웃어 보여야 한다. 이는 환자의 심리 안정에 큰 도움이 된다. 대화를 하거나 밥을 먹일 때 자세를 환자 쪽으로 향하고, 가까이서 시선을 마주하는 것이 좋다. 환자 스스로 존중받고 있다는 느낌을 받게 하기 위해서다.

특히 언어적 기능이 많이 떨어진 중증 치매 환자일수록 이런 비언어적 행동에 훨씬 더 민감하다. 환자들은 가족이 생각하는 것 이상으로 가족의 표정과 행동에 주시한다. 전문가들이 평소 늘 온화한 미소와 몸짓을 보여주라고 조언하는 것도 그 때문이다.

환자들과의 신체 접촉을 자주 시도하는 것도 좋은 소통법이다. 단, 그것이 환자가 경계하고 거부감을 느끼는 수준이 돼선 안 된다. 인지 기능 훈련을 잘 해냈을 때 어깨를 두드려 준다든지, 밥을 먹일 때 손을 잡은 채 먹여 준다든지 하는 가벼운 스킨십이 효과적이다.

시각, 청각, 촉각, 후각, 미각을 아우르는 '오감'은 환자에게 아주 중요하다. 오감을 자극하는 것은 환자의 감각을 자극해 치매 증상의 악화를 늦추는 하나의 치료법으로 분류되기도 한다. 스킨십을 통해 촉각을 자극하는 것은 환자와의 의사소통을 좀 더 원활하게 할 수 있도록 도와주는 동시에 가족의 사랑을 전달하는 역할도 한다.

치매 가족들은 환자가 함께 쌓은 추억을 하나둘 잃어가는 것을 보면서 가장 가슴이 아프다고 말한다. 그래서 더욱더 환자의 기억력에 집착하고 조바심을 느낀다. 이를 위해 기억력 유지를 위한 훈련이 상당히 중요하지만, 잃어버린 기억을 되살리는 것은 쉽지 않은 일이다. 그리고 그보다 훨씬 더 중요한 일은 따로 있다. 아직 건강하게 남아 있는 다른 기능들을 최대한 오래 유지하도록 돕는 것이다.

최대한 환자가 스스로 하도록 하면서 안전만 챙겨 주거나, 옆에서 함께 봐주며 지켜보는 식으로 환자의 기능을 유지하도록 도와야 한다. 환자에게 남아 있는 기능들을 소중히 생각하고 지켜내는 것은 가족의 또 다른 임무다.

치매 정보에 늘 귀 기울이다 보면 환자와의 소통이 쉬워지고, 환자를 위한 다양한 서비스를 받아 볼 기회도 늘어난다. 그런가 하면, 환자를 위하는 만큼 보호자도 신체적·정신적 건강을 챙겨야 모두가 행복해진다는 점을 기억하자.

병의 원인과 증상, 경과에 대해 가족이 자세히 안다면 환자의 치료뿐 아니라 의사소통에도 큰 도움이 된다. 환자의 상태를 충분히 이해한 가운데 대화를 진행할 수 있기 때문이다. 즉, 환자와의 의사소통은 치매를 아는 만큼 수월해진다. 치매 공부는 치매라는 병에 대해 제대로 대처할 수 있도록 도와주고, 그 과정에서 치매 환자와 가족이 이용할 수 있는 서비스로 간병의 부담과 고통을 덜 수도 있다.

치매는 대개 환자를 10년 이상 돌봐야 하는 질병이기 때문에 정신적·육체적·경제적 부담이 클 수밖에 없다. 따라서 환자를 잘 돌보기 위해서는 가족의 건강도 함께 챙기는 것이 매우 중요하다. 가족의 건강이 무너지면 그 순간 치매 환자를 비롯해 모두가 불행해질 수밖에 없다. 가족의 건강이 곧 치매 환자의 건강과 직결된다는 얘기다.

치매 간병을 위한
장기요양보험 제도

우리나라는 이미 2000년에 고령화 사회(aging society)로 진입하였고, 이후 세계에서 유례가 없을 정도로 빠른 속도로 고령사회(aged society)를 향해서 치닫고 있다. 이러한 급격한 고령화에 따라 치매나 중풍 등 일상생활이 어려운 노인의 수도 날로 증가하고 있다.

그럼에도 불구하고 장기요양이 필요한 노인을 집에서 돌보기 어려운 것이 지금의 실정이다. 노인의 장기요양 문제는 가정에서 부담해야 하는 비용이 과중하기 때문에 우리가 시급히 해결해야 할 심각한 사회적 문제이자 국가적인 문제이기도 하다. 이와 같은 노인의 간병·장기요양 문제를 해결하고자 사회적 연대 원리에 따라 정부와 사회가 공동으로 해결하는 사회보험 방식으로 노인 장기요양보험 제도를 도입하였다. 노인 장기요양보험 제도는 2007년 4월 노인 장기요양보험법이 제정되어 2008년 7월부터 시행되었다.

|1| 노인 장기요양보험 제도의 개념

노인 장기요양보험 제도는 고령화 사회로 급속하게 진전함에 따라 요양보호가 필요한 노인의 생활 자립을 지원함으로써 가족의 부담을 줄여주고, 늘어나는 노인요양비와 의료비 문제에 적절하게 대처하고자 도입된 공적 제도다.

노인 장기요양보험 제도는 고령이나 노인성 질병 등으로 다른 사람의 도움을 받지 않고서는 생활하기 어려운 노인에게 신체활동 또는 가사지원 등의 장기요양급여를 사회적 연대원리에 의해 제공하는 사회보험제도다.

|2| 장기요양신청 대상

장기요양신청 대상은 스스로 일상생활이 곤란한 65세 이상 노인과 치매, 뇌혈관성 질환, 파킨슨병 등 노인성 질환을 가진 65세 미만자이다. 신청접수는 국민보험공단 지사에 설치된 장기요양보험 운영센터와 시군구 읍·면·동 주민센터에서 할 수 있다.

표 4·5 장기요양 인정점수 산정 항목 → p206

표 4·5 장기요양 인정점수 산정 항목

영역	항 목		
신체기능 (기본적 일상생활기 능) (12항목)	· 옷 벗고 입기 · 세수하기 · 양치질하기 · 목욕하기	· 식사하기 · 체위변경하기 · 일어나 앉기 · 옮겨 앉기	· 방 밖으로 나 오기 · 화장실 사용하 기 · 대변 조절하기 · 소변 조절하기
인지기능 (7항목)	· 단기 기억장애 · 날짜불인지 · 장소불인지 · 나이 생년월일 불인지	· 지시불인지 · 상황 판단력 감퇴 · 의사소통 전달 장 애	-
행동변화 (14항목)	· 망상 · 환각, 환청 · 슬픈 상태, 울기도 함 · 불규칙수면, 주야혼돈 · 도움에 저항	· 서성거림, 안절부 절못함 · 길을 잃음 · 폭언, 위협행동 · 밖으로 나가려함 · 물건 망가트리기	· 의미없거나 부 적절한 행동 · 돈 물건 감추 기 · 부적절한 옷입 기 · 대소변불결행 위
간호처치 (9항목)	· 기관지 절개관 간호 · 흡인 · 산소요법	· 욕창간호 · 경관 영양 · 암성통증간호	· 도뇨관리 · 장루간호 · 투석간호
재활 (10항목)	운동장애(4항목)	관절제한(6항목)	
	· 우측상지 · 우측하지 · 좌측상지 · 좌측하지	· 어깨관절, 팔꿈치관절, 손목 및 수지 관절, 고관절, 무릎관절, 발목관절	

　신청인의 심신 상태를 조사하여 '장기요양 인정점수'를 산정해 등급을 판정하며, 요양 1~5등급으로 판정받을 경우 장기요양급여 서비스를 이용할 수 있다.

노인 장기요양보험 등급판정 기준

등급	심신 기능 상태
1	일상생활에서 전적으로 다른 사람의 도움이 필요한 상태(95점 이상)
2	일상생활에서 상당 부문 다른 사람의 도움이 필요한 상태(75점 이상 95점 미만)
3	일상생활에서 부분적으로 다른 사람의 도움이 필요한 상태(60점 이상 75점 미만)
4	일상생활에서 일정부분 다른 사람의 도움이 필요한 상태(51점 이상 60점 미만)
5	치매환자(45점 이상 51점 미만)

|3| 장기요양 급여

장기요양 급여는 6개월 이상 혼자서 일상생활을 수행하기 어렵다고 인정되는 자에게 신체활동, 가사활동의 지원 또는 간병 등의 서비스나 이에 갈음하여 지급하는 현금 등을 의미한다.

장기요양 급여는 재가급여, 시설급여, 특별현금급여로 나뉜다.

표 4 · 7 장기요양 급여

구분	내용
시설급여	노인 요양시설 및 노인 요양공동생활가정 등에 장기간 동안 입소하여 신체활동 지원 및 심신기능의 유지, 향상을 위한 교육, 훈련 등을 제공하는 장기요양급여

표 4 · 7 장기요양 급여 → p208에 계속

재가급여	방문요양, 방문목욕, 방문간호, 주·야간보호, 단기보호, 복지용구 등 가정을 방문하여 신체활동, 가사활동, 간호 등의 서비스를 제공하거나 주·야간보호시설이나 단기보호시설에서 신체활동 지원 등의 서비스를 제공하는 장기요양급여
특별현금 급여 (가족요양 비)	도서·벽지 등 방문요양기관이 현저히 부족한 지역에 거주하거나, 천재지변이나 그 밖에 이와 유사한 사유로 인하여 장기요양기관에서 장기요양급여를 이용하기 어려운자, 신체 정신 또는 성격 등 대통령령으로 정하는 사유로 인하여 가족 등으로부터 장기요양을 받아야 하는 수급자에게 현금으로 지급하는 제도

2014년 의료보험관리공단 부담금 3조 830억 원 중 재가급여는 1조 4,864억 원으로 전체대비 점유율이 48.2%이었고, 시설급여는 1조 5,966억 원이었다. 세부유형별로 나누어 보면, 재가급여는 방문요양이 79.0%를 점유하여 가장 높았고, 시설급여는 노인요양시설이 85.6%를 점유하였다.

표 4·6 노인 장기요양보험 등급판정 기준 (단위 : 억원, %)

구 분	2009		2011		2013	
	급여비	비율	급여비	비율	급여비	비율
장기요양 공단부담금 계	17,369	-	25,882	-	30,830	-
재가급여	9,856	100.0	13,704	100.0	14,864	100.0
- 방문요양	7,334	74.4	11,415	83.3	11,736	79.0
- 방문목욕	406	4.1	712	5.2	736	4.9
- 방문간호	62	0.6	58	0.4	73	0.5
- 주야간보호	618	6.3	837	6.1	1,279	8.6
- 단기보호	843	8.6	67	0.5	150	1
- 복지용구	592	6.0	614	4.5	891	6
시설급여	7,513	100.0	12,178	100.0	15,966	100.0
- 노인요양시설(현행법)	2,118	28.2	5,646	46.4	12,626	79.1
- 노인요양시설(구법)	1,569	20.9	1,139	9.3	225	1.4
- 노인전문요양시설(구법)	3,403	45.3	3,111	25.5	811	5.1
- 노인요양공동생활가정	424	5.6	1,268	10.4	2,057	12.9
- 노인요양시설(단기보호 전환)	-	-	1,014	8.3	246	1.5

출처 : 2014년 국민건강보험 보도자료

|4| 제공되는 보건의료서비스와 복지서비스

장기요양보험제도에서 담당하고 있는 보건의료서비스는 단기간의 의료서비스는 제외되고, 일상적이고 장기간에 걸쳐 제공되는 서비스에 한정되는 경향이 있다. 보건의료서비스의 범위는 의사, 간호사 및 재활치료사 등 의료 인력에 의해서 제공되는 의료 · 간호 · 재활서비스 및 보건교육, 건강증진 프로그램 까지를 포함한다.

여기에서 수발대상자는 한 가지 이상의 만성질환을 갖고 있기 때문에 정기적인 질병관리나 건강교육 및 건강유지 프로그램, 요양지도가 필요하게 되는데, 그 소요비용의 부담이 문제가 된다.

한편 복지서비스는 서비스의 제공뿐만 아니라 욕구의 사정, 상담, 평가 및 계획에 이르는 모든 행위를 포괄하고 있는데, 수발과 관련한 복지서비스는 신체적 간병수발서비스 및 집안 청소, 식사준비, 세탁, 물건구입과 같은 가사 지원서비스 등 가사활동에 필요한 서비스가 해당된다.

|5| 재원 마련

노인 장기급여 요양보험에 필요한 재원은 건강보험 가입자의 보험료와 정부, 본인 부담금 등으로 충당한다. 본인 부담금은 재가급여의 경우 당해 장기요양급여비용의 15%, 시설급여의 경우 당해 장기요양급여비용의 20%이다.

5장
건강을 위한 식습관

①

모든 병은
잘못된 식습관의 결과

우리 생활 속의 모든 음식물은 단순한 먹거리를 넘어서 천혜의 자연에서 얻어지는 귀한 선물이며 보약이라고 한다. 중국에서는 지구 상에서 자라고, 날고, 헤엄치는 모든 것, 즉 모든 동식물이 거의 다 요리에 활용되어 지고 있는 것을 보면 우리 주변의 모든 것은 먹거리로 활용될 수 있다.

히포크라테스가 말하기를 "음식으로 고치지 못하는 병은 약으로도 고칠 수 없다"고 했다. 우리말에도 "밥 잘 먹는 것이 최고의 보약이다." 는 말이 있다. 이런 것을 약식동원(藥食同源)이라고 한다. 즉 "약과 음식은 근원에서 같다"는 뜻이다. 다시 말해서 "음식을 잘 먹으면 건강해진다"는 뜻이다. 그럼 잘 먹기 위해서 어떻게 해야 할까? 그것은 매우 복잡한 과정을 거친다.

음식물이 어떤 물(좋은 물, 나쁜 물)을 만나느냐?, 어떻게 조리(찌고, 삶고, 볶고, 튀기고, 굽고, 익히고 등)를 하느냐?, 어떤 양념과 조미료를 만나느냐?, 그릇(쇠그릇, 나무그릇, 플라스틱)은 무엇을 쓰느냐?에 따라 사람의 몸에 좋은 음식이 되거나 나쁜 음식이 된다.

그리고 사람의 손에 의해 조리된 음식이 사람의 뱃속으로 들어갔을 때, 그 사람의 의식 상태(즐거운 마음, 어두운 마음, 스트레스)나 소화기 및 건강 상태 등도 건강을 결정짓는 중요한 변수가 된다. 또한 음식물이 체내에 적정량 흡수가 되었느냐? 체내에 정체가 되었느냐? 안 되었느냐? 누구와 같이 먹고 사느냐(환경적 요인)도 좋은 음식이었느냐? 아니냐?를 결정짓는 중요한 기준이 된다. 이처럼 음식물은 무수한 변수를 만나면서 사람을 건강하게도, 병약하게도 만드는 주요 요인이기도 하지만 때로는 사람을 죽이기도 한다.

이렇게 음식은 우리 몸에 중요한 역할을 함에도 불구하고 아무것이나, 때깔만 보고, 남이 먹으니까, 화풀이로, 배만 채우기 위해서, 그냥 심심풀이(인스턴트 식품)로, 먹는 경우가 많다. 특히 식생활의 서구화, 입맛에 길들여진 편식, 야밤에 야간근무를 핑계로 하는 야식, 화가 나서 먹는 폭식, 체질은 뒷전이고 흉내 내어 찾아가 먹는 미식, 이러한 식생활은 위장과 간, 췌장에 무리한 일을 하게하고 그로 인하여 그 기능이 떨어지게 되는 악순환의 연속적인 생활이다. 몸에 좋지 않은 음식을 한두번 먹는 것은 괜찮지만 지속적으로 먹게 된다면 분명히 문제가 생기고 만다. 마치 가랑비에 옷 젖듯이 여지없이 건강을 잃게 된다. 결국에는 때 늦은 후회와 함께 새로운 다짐을 하게 되지만 이미 건강은 한번 잃으면 다시 찾기가 여간해서 쉽지가 않다.

과거 우리의 식습관은 곡류와 콩류, 채소, 어패류 등이 주를 이뤘으나 입맛의 서구화로 최근에는 쌀 대신 육류나 유제품, 과일과 설탕의 소비가 늘고 있다. 문제는 식생활의 변화에 따른 영양 불균형 상태가 질병 발생의 주요인이 되고 있다는 점이다. 우리나라 사람들의 먹거리가 점점 고기 위주로 바뀌고, 환경오염이 심해지면서 서구형 질병으로 숨지는 사람들이 크게 늘고 있는 것이다.

최근 통계청의 통계자료를 보면 65세 이상 고령자의 사망 원인을 분석한 결과, 대장암과 당뇨병으로 인한 사망이 20년 전보다 약 7배 가까이 급증한 것으로 나타났다. 원래 대장암은 육식을 즐기는 선진국에서 많이 발생하였지만 점차 한국에서도 늘고 있다. 이러한 원인은 우리의 식단이 점차 서구화되어 육식이나 설탕을 많이 먹게 됨으로 인해서 대장암이나 당뇨병이 증가해 가고 있다는 것을 의미한다.

이처럼 건강하게 살기위해서는 식습관이 중요한 것을 알 수 있다. 국어사전을 찾아보면 '습여성성(習與性成)'이라는 말이 있다. 그 말의 뜻은 습관이 오래되면 마침내 천성이 된다! 는 뜻이다. 즉 어릴 때부터 갖는 식습관은 평생을 지배하며, 결국에는 사람을 죽이고 살릴 수도 있음을 명심해야 할 것이다.

따라서 진수성찬을 많이 먹는 것이 중요한 것이 아니라 밥 한 공기, 김치 한 가지만이라도 정성스럽게 감사한 마음으로 먹는 마음자세가 중요하다. 즉 아무리 빈약한 음식이라도 즐거운 마음으로 먹는 습관을 기른다면 우리의 건강은 좋아지겠지만, 아무리 맛있는 음식도 맛없이 먹는 습관을 들이면 나쁜 영향을 미치고 결국에는 우리의 건강을 좀 먹게 된다는 것을 명심해야 한다.

쌀알에 감춰진
선조들의 건강 비결

서양은 밀가루와 고기가 주식이라면 쌀은 우리의 주식이다. 한국인의 밥상에 매일 오르고 있는 새하얀 쌀밥은 예전의 쌀과 비교되지 않을 정도로 부드럽고 윤기가 흐른다. 쌀의 구조를 보면 크게 쌀눈과 외강층, 쌀겨, 백미로 구성되어 있다.

현미는 벼의 왕겨만 한 번 벗긴 쌀을 현미라 하며 백미는 열 번 이상 벗긴 쌀로 정미소에서 일괄적으로 도정을 한다. 이때, 쌀의 영양분이 모두 사라지고 정작 백미에는 5%정도의 영양분만이 남아 있다. 나머지는 쌀겨와 쌀눈으로 95%의 영양분이 포함되어 있으나 이는 모두 버려지고 있는 실정이다. 그래서 그런지 참새는 백미는 먹지 않고 현미만 먹는다.

영양 분포를 보면 쌀눈과 쌀겨층에는 비타민과 미네랄이 풍부한데 이는 탄수화물을 소화시키는데 도움을 주는 효소역할을 한다. 백미는 주로 탄수화물로 구성되어 있으며 쌀의 전체 영양분 중에서 5%(지방, 단백질, 탄수화물)밖에 되지 못한다. 백미는 쌀이 배아하여 자랄 때 영양공급 역할을 담당한다.

우리가 흔히 먹는 보통의 밥은 배아와 쌀겨층이 제거된 백미로 지은 것이다. 백미로만 식사를 하게 되면 섬유질이 부족으로, 소장벽에서의 흡수가 급속히 진행되어 그만큼 쌀이 찌기가 쉽고 당뇨나 성인병에 걸릴 확률이 높아진다.

섬유질은 그 자체가 영양분은 아니나 영양분의 흡수를 조절하고 변의 배설을 돕는 역할을 담당한다. 또한 백미는 소화효소가 부족하여 제대로 탄수화물을 소화시킬 수도 없게 된다. 결국 백미만 먹게 되면 식원병의 근원이 되기 쉽다.

백미로 인한 식원병을 줄이려면 백미로 인한 식사를 줄이고 현미를 많이 섭취하는 것이 좋다. 또한 백미 대신 밀, 보리, 감자, 옥수수 등으로 만든 음식을 먹는 것도 좋은 방법이다. 현미는 지금까지 소화가 잘 안되고 씹을 때 딱딱하고 텁텁하며 취사시 시간이 많이 걸리는 등의 단점이 있어 외면되어왔다.

현미 속에는 '옥타코사놀'이라는 성분이 있는데 이 옥타코사놀은 나쁜 콜레스테롤(LDL)을 25% 감소시키고 좋은 콜레스테롤(HDL)을 20% 상승시키는 작용을 하며, 사람이 운동 할 때 힘을 주는 글리코

겐의 축적량이 약 30% 증가되는 것으로 연구 결과가 나왔다. 또한 옥타코사놀은 수천㎞를 이동하는 철새의 에너지원으로 밝혀져 주목받기도 하였다. 그리고 현미는 백미에 비해 비타민E는 4배나 많고 칼슘은 8배, 그 외에도 비타민 B와 인, 철분 등이 많이 들어 있다. 그 이외에도 현미에는 늘어놓기 어려울 정도로 많은 영양분이 많다.

그러나 꼭 이러한 성분은 아니더라도 오늘날 온갖 공해와 스트레스 속에서 질병에 거의 무방비 상태로 놓여 지기 쉬운 현대인들에게는 몸의 자연치유력을 회복하고 강화해 주는 것이 좋다.

몸의 자연치유력을 회복하고 강화해 주는 방법은 죽어 있는 음식보다는 살아 있는 음식을 먹는 것이다. 결국 백미가 죽어 있는 음식이라면 현미, 통밀, 통보리, 콩, 기타 잡곡류와 같이 씨눈이 살아 있는 음식의 섭취가 절대적으로 필요하다는 것이다. 따라서 백미로 지은 밥만 먹는 것보다는 현미로 지은 밥이 좋으며, 보리밥이나 잡곡밥을 먹어야 한다.

보리밥이나 잡곡밥은 쌀밥보다 섬유소가 많아 당의 흡수를 지연시키고 공복감을 덜어 주는 역할을 하여 쌀밥을 먹는 것보다 혈당을 조절하는 데 더 도움이 된다. 그러나 보리밥, 잡곡밥이라고 해서 많이 먹어서는 안 되며 쌀밥과 동일한 양으로 먹는 것이 좋다.

③
건강을 위한 다이어트

우리의 생활은 경제발전 속도와 비례하여 모든 부분에서 풍요로 워지고 있다. 경제발전은 우리의 식생활의 개선은 물론 먹거리의 다양화로 이어져 가히 웰빙(Wellbeing)시대를 살아가고 있다고 해도 과언이 아니다. 그러나 풍족한 삶은 행복만을 준 것이 아니라 예전에는 생각하지 못했던 문제를 던져주고 있다.

그것은 바로 비만이 날로 급증하고 있다는 것이다. 비만이라는 단어의 어원은 원래 라틴어의 지방과 다식이란 어원에서 유래되었기에 비만은 많이 먹는 것과 지방이 연관되어 있다는 의미이다. 즉 비만이란 지방세포의 수가 증가하거나 크기가 커져서 피하층과 체조직에 과도한 양의 지방이 축적되어 있는 상태를 말한다.

현대사회에서 비만은 건강에 있어서 가장 광범위하고 심각한 문제로 등장하고 있다. 최근 우리나라에도 사회 경제 수준의 향상, 식생활의 서구화, 운동부족 등으로 인하여 비만이 증가하고 있으며, 특히 아동 및 청소년 연령층의 비만이 급격히 증가하고 있다.

비만증은 지방조직의 형태에 따라 지방세포 비대형과 지방세포 증식형으로 나눌 수 있다. 지방세포 비대형은 지방세포의 크기가 증가하는 비만으로, 성인에게 발생하는 비만의 대부분을 차지한다. 반면에 지방세포 증식형은 세포수의 증가에 의한 비만으로 아동비만의 경우가 많다. 즉 아동비만은 지방세포가 커져서 생기기보다는 지방세포가 증가하기 때문에 생긴다. 아동의 지방세포가 증가하는 이유는 결국 많이 먹기 때문이다. 따라서 비만의 원인은 많이 먹는 것이 가장 큰 원인이라고 할 수 있다.

우리의 몸은 외부세균으로부터 자신을 방어하고 면역력을 키워 이겨내는 능력을 지녔다. 그러나 이러한 능력은 바른 먹거리를 원료로 할 때만 가능하다. 부적절한 음식을 섭취하게 되면 이상 신호를 느끼고 결국 문제를 일으키게 된다. 점점 심각해지는 비만, 성인병, 과거에는 없었던 새로운 질병인 아토피 등이 대부분 먹거리와 관련된 잘못된 식습관에서 기인했다는 사실은 누구도 부인하기 힘들 것이다.

현재까지 알려진 다이어트 종류는 매우 많지만 이는 사람의 체질에 따라서 효과가 있기도 하지만 효과가 나타나지 않는 경우도 있다. 또한 다이어트는 정해진 식단에 의해 철저한 자기관리를 하지 않으면 효과를 보기가 어렵다. 따라서 아동에게 다이어트를 시작하기 위해서는 전문가의 조언에 의해 다이어트를 선택하여야 하며, 다이어트를 시작하면 효과를 볼 때까지 지속적으로 관리를 해주어야 한다.

다이어트는 다음과 같이 크게 고단백 저열량 저당질 다이어트와 저열량 고당질 식사요법으로 나눌 수 있다. 다이어트에 대한 효과를 보기 위해서는 각 다이어트 별로 장단점을 정확히 알고 실천해야 한다.

|1| 고단백 저열량 저당질 다이어트

저열량 저당질 식사는 1일 당질 섭취량을 100g 미만으로 제한하는 것으로 덴마크식 다이어트, 미국식 화학 다이어트와, 황제 다이어트 등이 이에 속한다. 저열량 저당질 식사는 1g의 단백질이나 글리코겐이 분해될 때 3g의 수분이 방출되어 케톤증이 유발된다. 케톤증은 식사요법 시행초기에 빠르게 일어나며 소변양이 늘고 탈수가 일어난다. 따라서 어지러움증, 저혈압, 피로, 입냄새, 심근경색증, 협심증 등의 부작용이 일어날 수 있다.

따라서 고단백 저열량 저당질 다이어트를 위해서는 충분한 양의 단백질을 공급해야 한다. 이 다이어트는 끝난 후에 섭취량을 지속적으로 조절하지 않으면 체중이 쉽게 원상으로 회복된다.

① 덴마크식 다이어트

덴마크 국립병원에서 치료용으로 개발된 식단으로 한동안 여성들 사이에서 관심을 모았던 식사요법이다. 덴마크식 다이어트에서 가장 많이 등장하는 '자몽'은 그레이프프루트 나무의 열매로 맛은 시면서도 단맛이 강하며 쓴맛이 있다. 또한 하루 반개만 먹어도 하루 필요한 비타민 C를 섭취할 수 있을 만큼 비타민 C가 풍부하여 감기예방, 피로회복, 숙취에 좋다.

이 식사요법은 탄수화물·지방·염분의 섭취를 제한하여 저열량 상태를 유지하는 방법이기 때문에 음식을 만들 때에는 소금이나 설탕 등을 사용할 수 없으며 주로 굽거나 찌는 조리법을 이용한다.

이 식사는 음식의 종류가 많이 제한되고 염분제한으로 맛이 없어 환자가 시행하기 어렵다는 문제가 있으며, 주 단백질 공급원이 계란이어서 고지혈증이나 심혈관계 질환이 있는 환자에게 시행시 문제가 될 수 있다. 또한 이 방법은 환자로 하여금 음식에 대한 유혹을 일으킬 수 있다.

덴마크식 다이어트는 저열량 고단백을 공급하므로 일반 다이어트와 달리 변비가 없고 영양불균형이 적으며 기간이 매우 짧은 것이 장점이다. 그러나 근육의 소실 없이 체중감소 효과를 낼 수 있지만 체중감소는 염분을 제한하므로 신장에서의 아미노산 재흡수를 억제하는 대부분 수분손실에 의한 것이다.

덴마크식 다이어트는 달걀과 채소를 이용한 고단백 저열량 식단으로 되어 있으며, 열량과 염분의 섭취를 제한하며, 정해진 식사를 2주간 하도록 되어 있다. 덴마크식 다이어트는 메뉴에 차이가 있어 1일 영양섭취량이 달라질 수 있기는 하나, 평균적으로 1일 700~900㎉, 단백질60g, 당질 95g, 지방 35g, 콜레스테롤 660~2,360㎎ 정도를 함유한 식사가 공급된다.

② 미국식 화학 다이어트

미국식 화학 다이어트 역시 덴마크식 다이어트와 마찬가지로 당질과 함께 지방의 섭취를 제한하며, 소금을 비롯한 일체의 양념을 사용하지 않는다. 미국식 화학 다이어트는 아무런 양념 및 간 없이 먹어야 하는 식단이므로 처음 시작하는 사람은 힘들므로 시각적으로나마 식욕을 돋구어 예쁘게 모양을 내 먹는 것이 좋다. 물론, 야채 등은 모양내지 않고 통째로 잘라 먹어도 다이어트 효과에는 전혀 관계가 없다.

덴마크식 다이어트의 단백질 급원이 주로 달걀인데 비해 미국식 화학 다이어트에서는 육류, 어류를 좀 더 다양하게 사용하여 선택의 폭을 넓혔으며 섭취량에는 크게 제한을 두지 않는다.

이 다이어트는 다음과 같이 정해진 식단에 따라 2주 동안 시행되는데, 식단에 짜여진 음식을 모두 먹게 되면 식품들이 몸 안에서 화학반응을 일으켜 체중이 줄어들게 되며, 배불리 먹으면서 단기간에 체중을 감량한다는 장점이 있다. 그러나 미국식 화학 다이어트는 저열량식을 섭취할 때 나타나는 수분소실에 의한 것이다. 또한 정해진 양의 음식을 다 먹기가 어려워서 중도에 포기하는 경우가 많다.

메뉴에 따라 차이가 있으나 평균적으로 1일 700~800kcal, 단백질 60g, 당질 70g, 지방 20g, 콜레스테롤 300~350㎎정도를 함유한 식사가 공급된다.

③ 황제 다이어트

1972년 아킨스 박사(Dr. Atkins)가 『다이어트의 혁명』이라는 책에서 육류와 기름진 음식은 마음대로 먹으면서 살을 뺄 수 있다고 하여 황제 다이어트라 불린다. 2주 동안 육류, 생선, 계란 등은 마음대로 먹고 밥, 국수, 빵류를 비롯하여 당질이 많이 함유된 음식을 먹지 않는다.

황제 다이어트는 다른 다이어트가 공복감으로 인해 중도에 실패하는 것을 방지하여 실패율을 낮추고 장기적인 결과를 향상시킬 수 있도록 하였다. 또한 당질을 제한하여 에너지 공급을 위해 체지방을 분해하게 되는 원리를 사용하나 식사 자체가 저열량이기 때문에 수분 손실이 대부분이고 이에 따라 일시적인 체중감소가 일어나는 것으로 다른 저열량식과 효과 면에서 큰 차이가 없다. 영양적으로 균형되지 못하며, 지방 특히 동물성 지방 및 콜레스테롤의 섭취량이 증가된다는 문제가 있다. 배고픔을 줄일 수 있다는 장점은 있으나, 뇌에서 포도당을 필요로 하는데 공급하지 않으면 뇌를 굶기는 것과 같아 2주 이상 실시하는 것을 자제해야 한다. 황제다이어트를 할 경우 1일 1,400kcal, 단백질 139g, 당질 20g, 지방 82g, 콜레스테롤 883mg정도를 함유한 식사가 공급된다. 주로 남성 측에서 많이 선호하는 방법이다.

|2| 저열량 고당질 다이어트

저열량 고당질 다이어트는 지방의 함량이 적고 설탕과 감미료를

제한하여 열량이 낮은 반면 양이 많으므로 식사 조절 중 상당히 많은 양의 음식을 먹을 수 있다는 장점이 있다. 이 식사는 과일, 채소, 곡식과 같은 수분이 많은 고당질 식품을 이용하며, 식이성 섬유질의 함량이 높아 포만감을 줄 수 있다. 그러나 고당질 식사요법은 곡식과 과일, 채소를 위주로 하여 포만감을 줄 수 있지만, 자칫 단백질 등 필수 영양소가 부족해질 우려가 있다.

① 스즈끼식 다이어트

일본의 스즈끼 소노꼬라는 여성에 의해 개발된 방법으로 쌀밥을 많이 먹는 동양인에게 유리한 다이어트 방법이다. 밥을 규칙적으로 필요한 만큼만 먹으면서 유제품이나 지방, 식품첨가물이 많은 요리는 일체 먹지 않는 방법이다. 실제로 실천하는 데는 어려움이 많아 중도에 포기하는 경우가 많으며, 장기간 이용 시 필수 아미노산이나 비타민, 무기질 등의 부족으로 인해 골다공증, 빈혈 등을 비롯한 영양적 문제가 초래될 수 있다. 이 식사는 1일 1,000~1,100kcal, 단백질 40g, 당질 210g, 지방 7g 정도를 함유한 식사가 공급된다.

② 죽 다이어트

매끼를 식사 대신 현미죽, 김치죽, 시레기죽, 감자죽, 야채죽 등을 이용한 다이어트 방법이다. 죽은 밥에 비해 수분함량이 많으므로 열량섭취량을 줄일 수 있다. 무조건 열량을 줄이는 동시에 먹으면서 할 수 있는 방법이다. 밥 반 공기를 물에 넣고 끓이면 칼로리는 반으로 줄고 양은 한 공기를 먹은 것과 같아지므로 공복감을 해소시키는 효과를 얻을 수 있다. 이 때 지방은 제한하고 야채를 넣어 먹는 것이 좋다. 이 방법은 열량을 제한하여 체중 감소 효과가 있으나 장기간 이용 시 위장의 소화 능력이 감소되는 문제가 초래될 수 있다.

4

소식(小食)의 즐거움

세계보건기구(WHO)는 건강을 신체적, 정신적, 사회적으로 안녕한 상태로서 단순히 아프지 않거나 병약하지 않다는 것에 국한되지 않는다고 정의를 내리고 있다. 이 정의는 건강의 개념을 단순히 신체만으로 국한하지 않고 정신적, 사회적으로도 평안해야 함을 의미한다.

우리가 살고 있는 환경은 점점 오염되어가고 있으며 교통이 발달함에 따라 먹거리는 생산지에서 지구 한 바퀴를 도는 곳까지 이동되어 판매, 조리되고 있다. 갈수록 복잡해진 환경과 식생활 습관의 변화는 스트레스를 더하고 많은 질병과 고통의 원인을 낳고 있다.

옛날 고대 사람들은 질병의 원인을 원한을 품고 사람에게 재앙을 내리는 못된 영혼의 저주로 생각했다고 한다. 철학과 종교관이 생기면서 신이 병을 내린다고 믿거나 별자리이동으로 병이 생긴다는 학설도 있었다고 한다.

진시황제나 조선시대 역대 임금님들이 단명한 이유를 보면 못 먹어서가 아니라 너무 많이 먹어서가 문제가 되었다. 그들이 먹는 것을 일반인들처럼 절제하였다면 오히려 더 오래 살 수 있었을지도 모를 일이다.

우리 속담에 "과식은 소식만 못 하다"고 한 것도 많이 먹는 것보다는 적게 먹는 것이 좋다는 것을 강조하고 있다. "허약한 사람을 기운나게 한다고 기름진 음식을 무리하게 먹으면 도리어 더 약해진다"고 해서 건강하게 살기 위해서는 기름진 음식이 중요하지 않다는 것을 강조하고도 있다.

영국에서는 "먹지 못해 굶어 죽는 사람보다 너무 먹어서 죽는 사람이 더 많다"고 하여 많이 먹는 것이 모든 병의 근본적 원인이라고 보았다.

한평생을 하루 세 끼씩 거르지 않고 먹어야 하는 것이 음식이기 때문에 음식의 양면의 진실에 대하여 정확히 알지 못하고 먹으면 모든 병이 생긴다는 말이다.

⑤
풍족함이 수명을 단축시킨다

어린 시절에 정겨운 음식들이 어른이 되어 먹어보면 맛도 그 맛이 아니고 초라하게 여겨지는 것이 사실이다. 어린 시절에 먹던 물고구마는 입에 안겨지는 달콤한 간식이었는데 지금은 그 토양이 아니어서인지 빛깔 좋은 호박 고구마가 대신 자리하고 있지만 부드럽고 질척한 물고구마는 모습을 감추어 버렸다.

60년대를 살아온 성인들은 풍족함에 겨워하는 아이들을 보면서 가끔 걱정하는 듯이 보릿고개 이야기를 자주 한다. 보릿고개란 가을에 수확한 양식은 바닥이 나고 보리는 미처 여물지 않은 5~6월을 말한다. 따라서 농가에서는 식량이 모자라 굶주리며 힘들어 했으며 풀뿌리나 나무껍질로 배고픔을 달래던 어려운 시절을 말한다.

그러나 요즘의 아이들은 보릿고개가 무엇인지 아는 아이는 거의 없다. 부모가 아이들에게 어릴 때는 먹을 것이 없어서 배고프고 힘든 어린 시절을 보냈다고 하면 아이들은 "빵 먹으면 되지" 또는 "라면 먹으면 되지"라고 말하는 경우가 많다. 돈이 없어서 그랬다고 하면 "은행에서 찾으면 되지"라고 말한다. 부족함이 없이 자란 아이들은 아무리 말해도 가난하고 힘든 것을 이해하기 어렵지만 참 씁쓸한 이야기다.

보릿고개를 경험하던 1950년대, 먹는 것이 부족했던 1960년대에는 걸리던 병의 종류도 주로 못 먹어서, 영양의 불균형으로 영양실조가 가장 큰 질병이었다. 요즈음은 먹는 것만큼은 걱정하지 않게 되었고 이제는 양으로 식사를 하던 시대에서 질로 승부를 하는 시대로 전환하였다. 그런데 지금처럼 영양이 풍부한 식사를 하며 의술이 발달한 시대에 이름 모를 각종 질병들이 새롭게 생겨나는 이유는 무엇 때문일까?

자연치유학자들은 그것은 바로 먹거리가 풍성해 지면서 새로운 유전형질을 가진 음식물을 먹거나, 식습관의 잘못 때문에 병이 새로 생겨나기 때문이라고 말한다. 의학자들도 질병을 일으키는 병균도 결국은 입이나 코로 전염되기 때문에 어찌 보면 먹는 것이라 할 수 있다고 한다. 결국 지금 우리가 만나고 있는 모든 병은 먹어서 생기는 것이라고 할 수 있다.

따라서 예전에 비해서 생소한 질병들이 생겨난 이유는 결국 먹거리가 풍부해지고 먹지 않던 것을 먹게 되다 보니 생긴 것이라고 유추

해볼 수 있다. 즉 배고픔을 채우려는 시대에서 식도락을 즐기기 위한 문화로 바뀌어 가면서 예전에는 알지 못했던 희귀한 질병들이 많이 생겨났다는 것이다. 예를 들면 AIDS, 광우병, 괴질, O157, 조류독감, 각종 암 등인데 이름조차 너무나 생소한 질병들이 많이 생겨난 것이다.

이러한 경우를 소의 광우병에서도 적용해 볼 수 있다. 광우병이란 1986년 영국에서 처음 보고되었는데 소의 뇌에 구멍이 생겨 갑자기 미친 듯이 포악해지고 정신이상과 거동불안, 그리고 난폭해지는 등의 행동을 보이는 만성 신경성 질병이다.

문제는 광우병에 걸린 소의 뇌가 특정부분이 스폰지처럼 변형되어 각종 신경증상을 보이다가 폐사하며, 광우병에 걸린 소를 사람이 먹게 되면 2~5년의 다양하고 긴 잠복기와 불안, 보행장애, 기립불능, 전신마비 등 임상증상을 보이다가 결국은 100% 사망하는 치명적인 만성 진행성 질병이다.

광우병의 시작은 영국의 소 사육업자들이 70년대부터 소에게 양고기를 사료로 먹이기 시작했다는 것이다. 원인이야 여러 가지를 유추해볼 수 있지만 가장 강력한 것은 소는 원래 초식동물인데도 불구하고 성장을 빠르게 하기 위하여 사료에 동물성 사료를 넣어 줌으로써 소는 예전에는 먹어보지 못했던 새로운 유전자가 들어옴에 따라 그것을 소화하기 위하여 스트레스가 증가했을 것으로 보고 결국 소는 심한 스트레스로 인하여 소의 뇌가 구멍이 뚫려 스폰지처럼 변형되어 사망하게 된다는 것이다. 문제는 사람이 광우병 걸린 쇠고기를 먹게 되면 똑같이 광우병에 걸려서 사망하게 된다는 것이다.

이처럼 소도 매일 먹던 초식에서 벗어나 동물성 사료를 먹게 됨에 따라 스트레스를 받아 뇌에 구멍이 뚫리는 광우병에 걸렸듯이, 사람 또한 예전에는 먹어 보지 못했던 새로운 음식들로 인하여 식도락은 즐거워졌지만, 이로 인해서 우리의 몸에서는 소화를 어떻게 시켜야 할지를 몰라서 스트레스를 받게 되고 이로 인해서 이름 모르는 질병들이 증가하고 있다고 할 수 있다.

과학적으로도 현대인들은 먹거리가 풍부해진 반면 신체 활동량은 급격히 줄어들었기에 인슐린이 제대로 만들어지지 않거나 제 기능을 하지 못해 여러 가지 비만과 당뇨 등 성인병이 복합적으로 나타나고 있다 극단적으로 말해 '초식동물'에 가까웠던 한국인에게, 서양인에게는 거의 100년에 걸쳐 일어난 식생활의 변화가 최근 20~30년 사이에 급하게 일어났다.

서구형 식사 패턴이 도입되고 육류 섭취가 늘어나면서 한국인의 평균 콜레스테롤 수치는 1990년까지만 해도 평균 161mg/mℓ였으나, 2002년에는 191mg/mℓ, 현재는 200mg/mℓ을 훌쩍 넘어섰다. 게다가 한국인은 유전적으로도 중성지방을 처리하는 능력이 서양인에 비해 떨어져 대사증후군과 관련된 질환으로 인한 사망률이 더욱 증가하고 있다.

이처럼 현대인들은 이제 못 먹어서 생기는 병이 아니라 너무 지나친 영양 상태로 과거와는 달리 과부화가 걸려서 병에 걸린다는 것을 명심해야 한다.

6

강장식품이 건강을 망친다

동서양을 막론하고 강장식품에 대한 관심은 높지만 한국만큼 세계 최고의 관심사를 가지고 있는 곳은 없다. 서구에서는 녹용, 웅담을 거저줘도 안 먹는데, 세계 녹용 생산량의 80%를 우리나라에서 수입하고 있는 것만 보아도 알 수 있다.

한국인이 즐겨 찾는 강장식의 종류로는 개고기, 장어, 지렁이, 뱀, 미꾸라지, 두더지, 굴, 잉어, 가물치, 녹용, 전복, 지네, 두꺼비, 개구리, 오골계, 흑염소, 곰발바닥, 해구신 등 매우 많은 것이 강장식품으로 활용된다. 강장식품에는 주변에서 쉽게 구해 먹을 수 있는 것도 많지만 특이한 동물이나 혐오 식품도 들어 있다.

그러나 이러한 강장식품들은 오늘날의 영양학적인 관점에서 볼 때 모두 인체에 이로운 것이냐는 한번 고민해 볼 필요가 있다. 강장 식이라고 알려진 것은 민간요법에 의하여 알려져 당연히 좋을 것이 라고 막연하게 생각하기 때문이다. 그러나 민간요법에서 강장식품이 라고 하는 것이 반드시 영양가가 높은 것은 아니다. 때로는 사람 특 유의 체질에 의해 조리방법에 따라 질병을 가져오는 원인이 되는 수 도 있다.

많은 의학자들이 강장식품에 대하여 과학적으로 평가하고 검토 하는 연구가 많이 이루어지고 있으나, 영양학적으로 일부가 밝혀졌 을 뿐이지 아직도 완전한 과학적 근거가 마련되지 못한 채 관습적 또는 신앙적으로 사용되는 것도 적지 않다.

한국 사람들이 강장식품으로 가장 많이 먹는 보신탕이라고 하 여 굉장히 몸을 보하는 음식으로 믿고 있는 사람이 적지 않다. 그렇 다면 과연 개고기, 뱀탕, 장어가 쇠고기나 다른 고기들보다 월등하게 좋은 영양 효과가 있는 것일까? 또 이러한 강장식품이 정력제로 좋 다고 하는데 과연 그럴까?

강장식품을 분석해보면 영양분 중에서 단백질이 유난히 많다거 나 지방분이 포화지방산으로 되어 있다든가 하는, 특이한 성분이 들 어 있어 효과를 나타낸다는 식으로 알려져 있다. 그러나 이러한 사 실이 강장식품이 다른 식재료 비하여 값비싼 만큼의 특별한 효과가 있다고는 장담할 수 있는 근거는 아직 없다.

남자들이 좋아하는 강장식품들을 보면 보편적으로 단백질이 많은 것을 들 수 있다. 지금까지 밝혀진 바에 의하면 이들 대부분은 단백질성 식품으로써 단백질이 부족하면 성호르몬의 분비 역시 감소되어 스트레스와 섹스에 약해지는 것은 당연하다고 보겠다.

단백질은 영어의 어원은 그리스어로 제일이라는 뜻인 프로테이오스(proteios)에서 유래한 만큼 단백질은 생명현상에서 제일 중요한 물질이라 할 수 있다. 우리들이 먹는 고기, 우유 그리고 콩과 같은 곡물에 함유되어 있는 단백질은 우리 몸의 근육, 피부, 뼈 그리고 신체의 다른 구조물의 구성 원료로 사용된다. 신체의 모든 생화학 반응을 조절하는 물질인 효소와 호르몬 역시 단백질로 구성되어 있다. 단백질은 그 기본단위인 아미노산이라는 물질들이 여러 개 일렬로 연결되어 복잡하게 구부러지거나 엉킨 형태를 이룬 커다란 복합체로, 세포질의 주요성분으로써 인체의 구조적 기본을 형성한다. 그리고 신체의 유지와 발육에 중요한 성분으로 작용한다.

그렇다면 음식물 중에서 단백질이 가장 많은 것은 무엇일까? 그것은 오히려 강장식품이 아니라 달걀이다. 실제로 달걀의 단백가는 완전 수인 100이다. 이는 돼지고기의 단백가가 86이고 쇠고기는 83, 우유 78, 생선 70임을 감안할 때 가장 이상적인 단백질이라는 뜻이다. 특히 달걀은 생명을 잉태시키는 데 필요한 모든 영양소가 들어 있기 때문에 단백질에 관한한 완전식품이라고 부를 수 있다. 따라서 다른 강장식품들만 먹었을 때는 단백질은 과다하지만 다른 영양소가 부족해서 영양실조에 걸릴 수 있지만 달걀은 모든 영양소를 가지고 있는 완벽한 식품이기 때문에 달걀만 먹고도 살 수 있다.

뿐만 아니라 인삼 같은 식물이 좋은 약이라고 하나 그 약으로 치료되는 병이 무엇인지에 대해서는 구체적인 사례는 없다. 인삼에는 사포닌이 있고 고혈압과 당뇨병에 효력이 있다는 말이 있지만 실제로 사포닌이 가장 많이 들어있는 식물은 콩이다.

날콩을 먹으면 콜레스테롤이 줄 뿐만 아니라, 당뇨병 등 모든 병에 효력이 좋다. 또한 콩은 주식으로서 콩만 먹어도 건강을 유지할 수 있지만 인삼만을 먹고는 건강을 유지할 수도 없고 살아갈 수도 없다.

이처럼 우리가 강장식품이라고 생각한 것들은 정확한 검증이 안되어 있음에도 불구하고 과신을 하고 있다. 결국 강장식품은 생각만큼 커다란 효능도 없으며, 너무 과신하게 되면 오히려 자신의 건강을 잃을 수 있다는 것을 잊어서는 안된다.

7
과일의 진실

사람들은 과일을 꼭 먹어야 하는 음식이라고 생각하기에 식당에서 식사가 끝나면 꼭 후식으로 내놓는 음식이기도 한다. 얼른 생각하기에 과일은 비타민, 미네랄, 당분 등이 풍부하게 들어 있는 자연 식품이기에 먹을수록 몸에 좋을 것 같이 생각한다.

더욱이 과일은 피부미용에 좋으며 혈액을 알칼리성으로 만들어 주기 때문에 건강식품이라고만 생각한다. 또한 사람들은 과일을 아무리 먹어도 '과일은 많이 먹어도 살이 찌지 않는다'는 인식을 갖고 있다. 이처럼 과일에 대해서 우리의 생각은 매우 좋다는 생각으로 관용적이다. 그러나 과일은 우리가 알고 있는 것처럼 좋은 것만은 아니다.

과일이 다이어트에 좋다는 생각도 잘못된 생각이다. 실제로 과일은 열량이 매우 높은 식품이라 다이어트와는 거리가 멀다. 과일의 칼로리를 살펴보면 중간 크기의 귤 한 개의 열량은 50kcal, 바나나 1개 80kcal, 사과 한 개의 열량은 100kcal이다. 귤을 앉은 자리에서 5~6개 먹으면 밥 한 공기와 같은 열량을 섭취한 거라는 사실은 모르고 있다.

과일은 당분 중에서도 과당이 많아서 중성지방으로 전환되기 쉽다. 따라서 당도가 높은 과일일수록 많이 먹으면 당분이 중성지방으로 전환되어 결국 비만의 원인도 된다.

과당은 당뇨병에 괜찮다고 당뇨병 환자에게 과일을 많이 먹이기도 한다. 과당이 혈당치를 올리지 않기 때문에 당뇨병 환자에게 수액을 할 때에는 포도당 대신 과당을 사용하기도 한다. 그러나 과당도 지나치게 섭취하면 당뇨병을 악화시킨다.

더군다나 건포도나 곶감같이 과일을 말리면 당분의 함량이 놀랍게 많아진다. 생과일에는 수분이 그만큼 많기 때문이다. 포도는 생것의 당분 함량이 14.9%이던 것이 건포도가 되면 83.4%로 되며, 연시는 12.4%인데 곶감에는 당분이 68.9%가 들어 있다.

과일 당분 함량은 다음의 표와 같다.

표 5·1 과일100g당 당분 함유량 → p241

표 5·1 과일100g당 당분 함유량

종류	섭취량	종류	섭취량
딸기	26kcal	수박	31kcal
참외	31kcal	사과(부사)	57kcal
사과(아오리)	44kcal	사과(홍옥)	46kcal
단감	44kcal	귤	68kcal
오렌지	43kcal	자몽	30kcal
바나나	80kcal	배	39kcal
복숭아(백도)	34kcal	복숭아(천도)	38kcal
복숭아(황도)	26kcal	자두	34kcal
키위	54kcal	토마토	14kcal
방울토마토	16kcal	파인애플(생것)	23kcal
파인애플(통조림)	62kcal	포도(거봉)	56kcal
포도(청포도)	47kcal		

과일에는 비타민 C가 많다고 생각하지만 의외로 딸기, 귤, 감등을 제외하고는 생각하는 것처럼 그렇게 많은 것이 아니다. 그러므로 체중을 조절하고 피부미용을 좋게 하려면 과일 중심의 식사를 하거나, 채소 대신 과일을 많이 먹으면 되지 않느냐는 생각은 옳지 않다.

하루 종일 과일주스만 마시고 있기 때문에 체중은 문제없다는 생각도 틀리다. 요컨대 과일도 육식도 빵도 좋지만 모든 음식을 편식하지 말고 골고루 균형 잡힌 식사를 하는 것이 건강의 비결이라 하겠다. 몸에 좋다고 무턱대고 과일만 먹어도 안 된다는 것을 명심해둘 필요가 있다.

8

어떻게 먹는 것이 좋을까?

불의 사용으로 인류의 생활과 기술은 급격히 향상될 수 있었다. 불을 사용하게 되면서 불을 통해 음식물을 익혀 먹음으로써 인류는 역사상 최초로 다양한 음식의 맛을 즐기기 시작했고 기생충에 감염될 확률을 줄임으로써 보다 건강한 삶을 영위할 수 있었다. 더 나아가 음식물을 조리하는 과정에서 인류는 가공법을 익히게 되었고 이것은 이후 조리 방법을 발전시키는 원천이 되었다.

음식을 익히는 것은 독성이 있는 식물을 순하게도 하고 맛을 향상시켜 주었다. 반면에 조리 방법이 발달하면서 잃어버린 것도 있다. 그것은 바로 음식재료가 가지고 있는 영양분이다.

영양분들은 대부분 조리를 하면 할수록 비타민류와 칼슘 등의 무기질이 파괴 손상되고 날아 간다. 또한 치석, 결석 등이 생기게 되는 원인이 된다. 특히 마늘 같은 경우는 가열하면 할수록 암에 좋은 알리신 성분이 날아 간다는 것이다. 따라서 조리는 많이 하지 않는 것이 좋다. 실제로 조리를 하지 않는 음식이 더 비싸거나 귀한 음식으로 대접을 받고 있다.

세계 최고의 장수국가인 일본인들의 장수비결은 사시미를 즐겨 먹는데 있다고 한다. 사시미는 일본요리의 대명사로 신선한 어패류를 날로 먹음으로써 특유의 풍미와 감촉을 느낄 수 있는 요리이다. 일본에서는 전통적으로 식품은 가능한 자연본래의 것을 최고라고 생각했다. 그리하여 생선을 소스나 기술보다는 신선도가 가장 중요하게 여겨 사시미는 일본요리의 자연본래의 것을 최대로 이용한 요리다.

사시미와 함께 일본을 대표하는 음식은 초밥인데 초밥은 생선과 밥에 식초, 소금, 설탕으로 맛있게 조미한 대중적인 일본음식이다. 초밥도 생선이나 조개류와 계란·야채 등의 날것이나 조리한 것을 섞어서 밥 속에 넣거나 얹어서 만든 것이다.

우리나라에서는 쇠고기를 생으로 먹는 육회를 고급 요리로 치고 있다. 육회는 기름기 없는 소의 우둔살을 얇게 저민 다음 결을 끊어서 가늘게 채썰어 간장에 파·마늘 다진 것에 깨소금·참기름·설탕·후춧가루를 섞어서 양념장을 만들어 고루 무친 것을 말한다. 육회는 배를 채로 썰어 접시에 깔고 무친 고기를 보기 좋게 담고 마늘을 돌려

담아 잣가루를 고기 위에 뿌린 것이다.

서양에서는 여러 가지 야채를 생으로 먹는 샐러드가 발달되어 있다. 샐러드는 육류를 많이 먹는 서양 사람들이 생채소에 소금을 뿌려 먹는 습관이 있었던 데서 생긴 것이다. 샐러드의 재료로는 약초에 해당하는 마늘·파슬리·샐러리·물냉이와 같은 것을 사용하여 산성식품인 육류요리에 알칼리성 생채소를 곁들여 먹음으로써 입맛이 개운해서 좋고 영양상 균형이 잡히며 흡수에 효과적이어서, 산성식품에 대한 필수식품으로 널리 애용된다.

우리나라도 채소를 이용해 나물과 생채, 쌈 등으로 즐겨 먹었는데 이는 주로 에너지원의 역할을 하는 곡물과 어울려 비타민과 무기질의 중요한 공급원이었다. 제철에 나는 채소 외에도 말려두었다가 겨울이나 새싹이 돋지 않는 이른 봄에 불려 씀으로써 나물은 연중 어느 때나 밥상에 오를 수 있는 음식으로 사용했다.

그러나 생으로 먹는다고 다 좋은 것은 아니다. 채소 중에는 비타민과 미네랄이 많은데 생으로 먹는 것보다는 데치거나 발효를 시켜서 먹으면 채소의 세포벽이 허물어져 그 속에 있는 비타민과 미네랄을 흡수하기가 훨씬 더 쉬워지는 경우도 있다. 또 데쳐서 먹는 나물은 서양식 샐러드보다 부피가 작아 훨씬 더 많은 양을 섭취할 수 있다는 장점도 있다.

데치는 것보다 한 단계 발전한 것이 물을 끓여 익히거나 찌는 방법이다. 우리가 먹는 대부분의 요리가 물을 끓여 익히거나 찌는 방법으로 만들어 진 것이다. 그러나 열을 가한 만큼 비타민이나 각종 영양분들 중에서 열에 약한 것들은 사라지고 만다. 그래도 물에 끓이거나 찌는 방법 외에 볶고 굽고 기름에 지지고 튀기는 방법들에 비하면 그래도 나은 편이다.

물은 끓이면 아무리 온도가 높다고 해도 증발될 뿐 타지는 않는다. 그러나 기름은 가열하면 태우는 것으로 성질이 변질이 된다. 식물성, 동물성 기름을 막론하고 기름을 가열하는 것은 지방을 태우는 것과 같은 이치인데 이는 지방에 고온이 가해지면 급속도로 지방분자에 산소가 달라붙어 산화가 일어나 과산화지질이 되어 건강에 매우 해롭다. 이 과산화지질이 세포를 손상시키기 때문에 암의 원인으로 지적되고 있다.

따라서 기름에 튀긴 반찬, 기름으로 지지는 부침, 피자, 기름으로 튀긴 라면, 과자 등은 건강에 해롭다고 한다. 물론 이러한 기름을 이용한 요리에는 산화방지제라고 하는 비타민 C, A, E가 많은 요리재료는 영양소가 방어를 해주기 때문에 건강을 유지되지만 이도 지나치면 방어 한계로 과산화지질이 된다.

특히 깨에서 기름을 짜기 위해서는 깨를 볶아서 압착해서 기름을 짠다. 그러나 깨를 볶는 것은 볶는 정도가 아니라, 어떤 것은 태운다. 약간 태워야 고소한 맛이 나기 때문이다. 결국 참기름이나 들기름도 너무 태우면 몸에 해롭게 되는 것이다.

이상에서 보았듯이 조리를 많이 할수록 특히 튀김요리는 건강에 도움이 되지 않는다. 따라서 건강을 오랫동안 보전하고 싶다면 튀기는 요리는 자제하고 조리 방법을 줄여 자연스러운 상태로 먹는 것이 좋다.

9

질병을 예방하는 식습관

이제는 "어디서 무얼 먹을까?"를 고민하기 보다는 "얼마만큼 빼내 주느냐?"가 관건이 된 시대가 된 것이다. 지나친 먹거리와 그 만큼의 몸무게만큼 원인 세균과 질병의 요인도 많아졌기 때문이다. 따라서 이제는 영양학을 다시 써야 한다. 그 옛날 헐벗고 굶주린 때의 기준이 된 영양학으로는 21세기에 들어선 지금 넘쳐나는 먹거리로 골치를 썩 고 있는 현대인들에게 적용하기는 어렵기 때문이다.

현대인들에게 지금의 모든 먹거리는 사람의 체질이나 특성을 고 려하지 못하고 일정한 기준에 따라 대량생산, 대량소비의 공장생산 체제로 만들어진다.

불과 100년 전에는 화학비료나 농약이나 수은이 함유된 제초제를 뿌리지 않고도 신선한 식품을 취할 수 있었다. 그러나 지금은 화학 비료나 농약은 물론이고 식품이 가공되어 깨끗하게 보이기 위한 화학 첨가물에 의한 정백식품을 비롯해서, 육식 위주의 식단과 식품의 과 잉 출하, 화학물질로 가득한 인스턴트식품, 공장에서 만든 가공식품 의 전성기로 우리들의 아이와 가족과 이웃이 비판 없이 받아들이며 먹고 있는 형편이다.

소비자들은 유명 식품회사의 홍보 전략에 판단력을 잃어버리게 되고, 간편하게 먹을 수 있는 패스트 푸드의 외형적 풍요만을 구가하 는 식생활을 하고 있기 때문에 이 시대는 어쩔 수 없이 식원병인 암이 걷잡을 수 없이 급격히 늘어 갈 수 밖에 없는 지경에 도달한 것이다.

실제로 대장암으로 사망한 사람은 10만명당 90.3명으로 20년 전 인 83년 13.5명에 비해 6.7배가 늘어났다. 당뇨병으로 인한 사망도 10 만명당 223.7명으로 20년 전보다 역시 7배 가까이 급증했다.

전립선암으로 인한 사망자는 지난 2003년 남성 고령인구 10만명 당 46.9명으로 83년 3명에 비해 15.6배로 불어났다. 아울러 OECD 국가의 여성 3대 암(유방암, 대장암, 폐암)중 하나인 폐암은 2003년 여성 고령인구 10만명당 105.1명으로 20년 전 22.8명에 비해 4.6배 로 증가했다.

암은 현재의 식생활 실태를 반영한 결과물이다. 공장에서 만든 화학첨가물이 들어 있는 가공식품을 자주 먹으면 신체는 이상한 물질을 소화하기 위하여 스트레스를 받게 되거나, 축적되어 혈액이 오염될 수밖에 없다. 따라서 혈액의 오염은 인간의 신체에 염증을 유발하고, 변이를 일으키면서 각각의 장기가 이상 신호를 보내게 되는 것이다. 이것이 병의 시작을 알리는 증상이며, 이 증상을 무시하고 산다면 암으로 발전하게 된다. 그러나 이러한 염증 증상을 위험 신호로 알고 식습관을 바꾸면 다시 원래 상태로 돌아 갈 수 있다.

암이 식생활에 관련되어 발생하는 병이라는 것을 알려주는 연구보고가 있다. 암이 부부간에 잘 걸리는지, 부모간에 잘 걸리는지를 연구한 것이 있다. 아버지와 그의 자녀, 어머니와 그의 자녀가 암에 걸리는 확률보다는 부부가 함께 암에 걸리는 경우가 더 적다는 연구 결과를 얻었다. 그 이유는 부부는 결혼하기까지 최소 20년~25년 이상 성인이 되기까지 서로 다른 가정에서 다른 식생활을 영위하며 살아왔기 때문에 식습관의 차이 때문에 암이 적게 걸린다는 것이다. 그러나 부부와 자녀의 경우는 오랜 기간 식습관을 같이 하기 때문에 암발병률이 높다는 것이다.

여기서 우리가 중요하게 보아야 할 것이 바로 자녀가 유아기부터 모든 식생활이 부모와 같이 하기 때문에 어머니와 자녀, 또는 아버지와 자녀는 암이 걸릴 확률이 높아진다는 것이다.

결국 한 가정에서의 잘못된 식습관은 부모에게 그치는 것이 아니라 사랑하는 자녀에게도 치명적인 병을 안겨주는 것과 같다. 따라서 그런 폐해를 반복하지 않으려면 제대로 된 먹거리를 선택할 줄 아는

지혜를 가져야 하며, 아이들에게도 올바른 식생활 습관을 길러주는
가르침이 필요한 때이다.

|1| 균형 잡힌 식습관

『동의보감』을 보면 "곡기가 원기를 이기게 되면 살이 찌게 되며
수명이 짧아진다. 그러나 원기가 곡기를 이기면 살도 찌지 않으며 장
수할 수 있다"라는 말이 나온다. 음식의 영양분이 우리의 생명을 유
지하는 힘이 되는 것은 사실이지만, 영양분이 우리의 생명력인 원기
를 이기면 곡기에 지쳐서 오히려 원기가 줄어든다.

이처럼 무턱대고 먹성이 좋아서 많이 먹는 것이 건강의 근원이라
고 생각하는 것은 큰 잘못이다. 많이 먹어서 체중이 늘어났다는 것은
그만큼 곡기가 원기를 눌렀기 때문에 성인병을 가져온다. 따라서 균
형 잡힌 식생활의 기본은 영양소를 골고루 갖춘 식단으로 하루 세 끼
를 규칙적으로 먹는 것이 중요하다. 먹는 행위 자체로 보면 과식을 피
하고 적당히 먹어야 한다.

|2| 싱겁게 먹는 습관

우리나라만큼 반찬이 많은 나라도 없다. 우리나라는 밥과 국을
제외한 나머지는 전부 반찬이라고 해도 과언이 아니다.

문제는 밑반찬이 너무 짜기 때문에 위장병의 원인이 될 수 있다.
우리는 반찬이 없으면 밥을 못 먹을 정도로 반찬에 의존하고 있다. 이
러한 식습관이 우리를 병들게 하고 있다. 따라서 식사를 할 때 되도록

염분이 많이 들어 있는 반찬의 가지 수를 줄여 먹는 것이 위장병이나 위암에 걸리지 않는 가장 좋은 방법이다.

|3| 생명 연장의 꿈과 슈퍼푸드

마이클반 스트라텐과 바바라 그릭스의 베스트 셀러 『슈퍼푸드 SUPER FOOD』를 보면 활성산소를 제거하고 체내에서 필요로 하는 영양소를 많이 함유하고 있는 웰빙식품을 '슈퍼푸드'라고 하였다. 뿐만 아니라 미국의 저명한 영양학자 스티븐 프랫(Steven G. Pratt) 박사가 세계의 장수 마을을 연구해 발표한 14개의 건강식품을 슈퍼푸드라고 하였다. 결국 슈퍼푸드는 세포 노화를 촉진하는 활성산소를 제거하고, 우리 신체에 활력을 제공하며, 면역력을 강화시켜 각종 질병 예방에 도움이 되는 음식이다.

표 5·2 슈퍼푸드의 종류

종류	내 용
아몬드	항산화물질과 비타민 E가 많이 함유되어 있으며, 콜레스테롤과 혈당 조절에 도움이 되며 심장질환, 뇌졸중, 골다공증 예방에 좋다.
블루베리	비타민 C와 안토시아닌이 많아 시력 저하, 노화, 치매 예방 효과가 탁월하다.
브로콜리	셀레늄과 철분이 많이 들어 있어 최고의 항암 식품으로 알려져 있으며, 빈혈 예방에 좋다.
단호박	카로틴과 비타민 A가 많이 들어 있으며, 항암작용과 피부미용과 야맹증에 도움이 된다.
토마토	각종 비타민과 미네랄이 풍부해 항암 작용은 물론이고 심장병, 노화, 비만, 변비 등에 두루 효과가 있는 만능 식품이다.

콩	식이섬유와 아연이 많이 들어 있으며, 식물성 단백질로는 섭취하기 힘든 필수 아미노산 성분인 리신이 많다.
케일	카로티노이드와 비타민 K가 다량 함유되어 있어서 항암 효과가 탁월하며, 심혈관 질환 예방에 좋다.
오렌지	식이성 엽산과 비타민 C가 많이 들어 있고, 심장질환에 좋으며, 항염증, 항바이러스에 효과가 좋다.
연어	오메가3, 불포화지방산, 비타민 D가 많이 들어 있으며, 고혈압, 동맥경화, 심장질환, 뇌졸중, 골다공증 예방에 좋다.
플레인 요구르트	칼슘과 단백질이 많아 장내의 독소 생성을 억제하여 위장, 대장 관련 질환을 막아준다.
시금치	카로티노이드가 풍부해 노화 예방에 좋다. 물에 오래 담가두면 수용성 비타민이 손실되므로 씻을 때나 조리할 때 주의한다.
고구마	베타카로틴과 비타민 C가 들어있는 대표적인 알카리성 식품으로 성인병 예방에 효과가 있다.
녹차, 홍차	카데킨, 폴리페놀, 비타민 C가 풍부하게 함유되어 있어, 콜레스테롤 수치를 낮추고 혈관 내벽에 혈전이 쌓이는 것을 예방한다.

참고문헌

- **곽이섭·엄상용(2005).** 1년간의 복합 운동프로그램이 남성 치매환자의 운동 능력과 인지기능에 미치는 영향. 생명과학회지.
- **국민건강보험공단(2014).** 국민건강보험 보도자료.
- **국민건강보험공단(2014).** 치매특별등급 도입을 위한 시범사업 실시.
- **국민건강보험공단(2013).** 치매특별등급 도입을 위한 시범사업 실시.
- **국민건강보험공단(2013).** 보도자료 '내 기억과의 싸움 치매. 최근 6년간 65세 이상 노인환자 3배 증가.'
- **국민일보(2008.8.18)기사 인용.** '중년 흡연자 기억력 가물가물'
- **국민일보(2009.6.9)기사 인용.** '지중해식단 가벼운 치매예방'
- **김상우·이채정(2014).** 치매관리사업의 현황과 개선과제. 국회예산 사무처.
- **김설향(2005).** 치매 노인을 위한 신체자극 운동프로그램 개발. 한국사회체육학회지
- **김은주(2010).** 재가노인의 인지기능장애 영향을 미치는 요인. 동서간호학연구지. 16(2).
- **김준환·안종태·황미영·손영환·장은하(2016).** 충청북도 노인건강지원 사업평가 및 개선방안 연구
- **김춘남(2013).** 노인 장기요양대상자 사각지대 해소방안 연구 : 재가노인 복지사업을 중심으로. 경기복지재단.
- **곽동일(1997).** Alzherimer병의 증상. 계명의대 논문집. 계명대학교의과 대학 계명대학교의과학연구소.
- **권중돈(2007).** 노인복지론. 학지사.
- **노호성외(1999).** 본태성 고혈압 환자의 혈압과 순환기능의 향상을 위한 적정 운동시간. 대한스포츠의학회지
- **미국정신의학회(2013).** DSM-V. 정신질환의 진단 및 통계편람. 제5판 학지사.
- **박상기(2014).** 치매. 이길 수 있는 전쟁 (전자자료) : 치매 걱정 없이 행복하게 나이 드는 법.
- **백경숙·권용신(2008).** 치매노인 주부양자 부양부담이 심리적 복지감에 미치는 영향. 노인복지연구. 39.
- **보건복지부(2012).** 2012년 치매 유병률 조사. 보건복지부(2012). 제2차 국가치매관리종합계획(2013~2015).

- **보건복지부(2018).** 2018년 치매유병율조사.
- **보건복지부·중앙치매센터(2016).** 대한민국치매현황.
- **보건복지가족부(2017).** 치매관리종합대책.
- **보건복지부·중앙치매센터·국민건강보험공단(2014).** 치매전문교육 기본교재 1.
- **분당서울대병원(2014).** 제3차 국가치매관리종합계획 사전기획연구.
- **세계일보(2006.12.23) 기사 인용.** 노인성 치매환자 '4년새 3배'.
- **세계일보(2009.04.14) 사설 인용.** 치매의 효율적인 예방. 관리시스템 구축해야
- **엄기욱(2013).** 치매노인을 위한 노인 장기요양기관 시설·인력·서비스기준에 관한 연구. 보건복지부. 군산대학교 산학협력단.
- **엄기욱. 이경락. 김양이. 삿키노리코. 황재영(2013).** 치매노인 대응형 장기요양시설의 서비스 전문성 강화 방안. 건강보장정책. 13(1).
- **오진주(2000).** 간호제공자들의 치매노인 공격행동 경험에 대한 연구. 대한간호학회지. 30(2). 293-306.
- **요양원 제도 개발의 과제와 전망.** 한국노년학. 15(1).
- **유애정·이호용·김경아(2015).** 장기요양기관의 케어 전문성 강화 방안 활성화 방안에 관한 연구. 국민건강보험공단 건강보험정책연구원.
- **유애정(2013).** 치매의 사회복지적 접근. 2013년 한국노년학회 추계학술 대회 자료집.
- **이해영(2014).** 노인복지론. 창지사.
- **이인실외(2004).** 치매 노인을 위한 운동프로그램이 보행능력에 미치는 영향. 대한물리치료 학회지 제 13권 3호.
- **이경주·이기령·양수·전원희(2008).** 치매노인의 삶의 질과 관련요인. 정신간호학회지. 제17권 제3호.
- **전도근(2008).** 우리 집 밥상에서 더할 음식 & 뺄 음식. 북포스.
- **전도근(2010).** 스트레스 역설의 건강학. 책과 상상.
- **전도근(2011).** 엄마표 아동비만 119. 책과 상상.
- **전도근(2018).** 치매예방의 이론과 실제. 해피&북스.
- **조유향(2006).** 치매노인케어론. 집문당.
- **중앙치매센터(2014).** 2014년 치매상담매뉴얼 I, II, III. 중앙치매센터
- **중앙치매센터(2016).** 중앙치매센터 연차보고서 2016. 중앙치매센터
- **중앙치매센터(2017).** 치매오늘은. 중앙치매센터
- **한국산업안전보건공단(2011).** 요양보호사 근골격계 질환 실태조사 및 예방매뉴얼 개발 보고서.
- **통계청(2018).** 2018년 치매유병율 조사.
- **통계청(2012).** 장래인구추계.

박언휘 내과 의사가 들려주는 건강백과

청춘과 치매

초판발행 | 2020년 12월 01일

지은이 | 박언휘

펴낸이 | 이창호
디자인 | 박기준
인쇄소 | 거호 피앤피

펴낸곳 | 도서출판 북그루
등록번호 | 제2018-000217
주소 | 서울시 마포구 토정로 253 2층(용강동)
도서문의 | 02)353-9156

값 17,800원
ISBN 979-11-90345-08-8(03510)

CIP제어번호 : CIP2020046167
이 도서의 국립중앙도서관 출판예정도서목록(CIP)은 서지정보유통지원시스템 홈페이지(seoji.nl.go.kr)와
국가자료공동목록시스템(www.nl.go.kr/kolisnet)에서 이용하실 수 있습니다.
Designed by Freepik